Corporificando a experiência

CIP-BRASIL. CATALOGAÇÃO NA PUBLICAÇÃO
SINDICATO NACIONAL DOS EDITORES DE LIVROS, RJ

Keleman, Stanley

Corporificando a experiência : construindo uma vida pessoal / Stanley Keleman ; [tradução de Regina Favre e Rogério Sawaya; colaborador Rubens Nascimento]. 3. ed. - São Paulo: Summus, 2017.

Título original: Embodying experience: forming a personal life.
ISBN 978-85-323-0482-7

1. Anatomia humana 2. Emoções 3. Movimento (Psicologia) 4. Psicobiologia 5. Psicologia fisiológica I. Sawaya, Rogério II. Nascimento, Rubens III. Título.

95-2618 CDD-152.4

Índice para catálogo sistemático:
1. Corpo e emoções : Psicologia   152.4
2. Emoções e corpo : Psicologia   152.4

www.summus.com.br

Compre em lugar de fotocopiar.
Cada real que você dá por um livro recompensa seus autores
e os convida a produzir mais sobre o tema;
incentiva seus editores a encomendar, traduzir e publicar
outras obras sobre o assunto;
e paga aos livreiros por estocar e levar até você livros
para a sua informação e o seu entretenimento.
Cada real que você dá pela fotocópia não autorizada de um livro
financia o crime
e ajuda a matar a produção intelectual de seu país.

Corporificando a experiência

Contruindo uma vida pessoal

Stanley Keleman

summus editorial

Do original em língua inglesa
EMBODYING EXPERIENCE
Forming a personal life
Copyright © 1987 by Stanley Keleman
Direitos desta tradução reservados por Summus Editorial

Tradução: **Regina Favre e Rogério Sawaya**
Colaborador: **Rubens Nascimento**
Capa: **Carlo Zuffelatto/Paulo Humberto Almeida**

Summus Editorial
Departamento editorial
Rua Itapicuru, 613 – 7º andar
05006-000 – São Paulo – SP
Fone: (11) 3872-3322
http://www.summus.com.br
e-mail: summus@summus.com.br

Atendimento ao consumidor
Summus Editorial
Fone: (11) 3865-9890

Vendas por atacado
Fone: (11) 3873-8638
e-mail: vendas@summus.com.br

Impresso no Brasil

Para minhas filhas, Leah e Katharine

sumário

APRESENTAÇÃO 11

INTRODUÇÃO 15

A NATUREZA DO PROCESSO ORGANIZADOR 17

O princípio organizador
A sanfona
Aplicação na vida diária
O que é o COMO
Os cinco passos do COMO
Os passos do COMO em ação

VIDA DIÁRIA 27

Sugestões para usar o COMO
Vida diária: solução de problemas e resolução de conflitos
Conflito interno
Conflito externo
O caso de Morris

PORQUE O COMO FUNCIONA 35

Formação
Pulsação
A sanfona como bomba
Estímulo
O papel do cérebro
Inibição e o cérebro
A função da inibição
Memória motora

VIDA INTERNA 45

Caráter
Relacionamentos e os Cinco Passos
Sentimento e forma
Identidade emocional
A defesa contra a verdade emocional
Uma realidade em múltiplas camadas
Contato e conexão entre camadas
O papel da corrente pulsátil
O exercício de pressão
Imagem somática
Desenvolvendo uma vida interna
O continuum *profundidade-superfície*
Descida e ascensão

HISTÓRIAS E SOMAGRAMAS 65

Contar histórias
Estudos de caso
 Jim — o realizador
 Sarah — a superestendida
Somagramas: Joel, Louise, Betty
Somagramas e os Cinco Passos

FORMA — O PASSADO NO PRESENTE 85

Agressões à forma
Excitação e aprendizagem por choque
Susto: expansão e contração fixadas
A restauração do processo
Estudos de caso
 Ângela — fechada para contato e aprovação
 Ellen — uma vida sem forma
 Larry — destituído de poder
 Mary — criança precocemente adulta

A JORNADA FORMATIVA 97

agradecimentos

A Gene Hendrix, que organizou o material,
foi o editor geral e cujos serviços foram inestimáveis.

A Vincent Perez, ilustrador e artista.

O corpo se forma na antecipação do objeto a que ele
serve: assume uma forma, uma forma para trabalhar,
para lutar, para sentir, assim como uma forma para amar
> Victor E. Von Gebsattel,
> in *Monatschrift fur*
> *Psychiatrie und Neurologie*,
> 1932, band 82 p. 113

Toda mente não patológica busca, em algum grau, ordenar
e unificar a experiência. Essa é a expressão de auto-
regulação, coordenação e processos formativos do
organismo no nível mental do homem. O gênio da
humanidade, o universal no individual, expresso em todas
as grandes religiões, artes e ciência é o processo que
transcende as características do indivíduo marcado pela
experiência e segue o caminho mais reto em direção à
coordenação unificada. O universal é aquela parte da
verdade unificada que é oportuna.
> L. L. Whyte
> *The Universe of Experience*

apresentação

STANLEY KELEMAN, como ele mesmo se apresenta nos catálogos de seu Center for Energetic Studies, de Berkeley, Califórnia, vem desenvolvendo e praticando terapia e educação somática-emocional há mais de trinta e cinco anos. É um pesquisador e pioneiro no estudo da vida do corpo e sua conexão com os aspectos emocionais, imaginativos e sexuais da experiência humana. Integrando as influências de Heidegger, Freud, Jung, Nina Bull, Dori Gutcher, Alfred Adler, Alexander Lowen, Meddard Boss e Karlfried von Durkheim à sua visão cosmológica, Keleman elaborou um enquadre metodológico e conceitual que responde à necessidade do homem contemporâneo de constituir a si mesmo como referência de sua própria experiência.

Stanley Keleman é autor de onze livros, entre os quais *Anatomia emocional, Padrões de distresse, Realidade somática* e, agora, *Corporificando a experiência*. Este livro é uma cartografia, um guia, um manual que não vem para nos dizer como as coisas são, mas como navegar no devir: como se organizam, simultaneamente, os corpos, a experiência e as relações?

Na densidade desta pergunta estão contidas meditações fundamentais de Stanley Keleman: Que qualidade é essa do biológico que transforma a experiência em estrutura? Como a estrutura determina a natureza da experiência? Qual o princípio organizador desse processo? Como a qualidade de contração e expansão dos tecidos, com sua capacidade de *continuum* de mais forma e menos forma, pode criar graus de forma que são, por sua vez, criadores de rizomas existenciais? Qual a relação entre formas somáticas, comportamento e os sentidos de si?

Anatomia emocional nos mostra que é do corpo embriogenético, e não do corpo-máquina-de-órgãos, que nascem as estruturações da experiência.

Padrões de distresse coloca foco sobre a concepção, já apresentada em *Anatomia emocional*, daquilo que aproximadamente poderíamos chamar de sua psicopatologia: as distorções da forma e dos padrões pulsáteis que se acompanham de certos modos de viver e funcionar emocionalmente.

Realidade somática nos revela os ritmos da construção somática-existencial, os corpos tecendo e desmanchando formas, mundos e experiências.

E, agora, *Corporificando a experiência* vem nos mostrar como, de dentro mesmo desta concepção, nasce um método que nos permite acompanhar e intervir em nosso processo autoformativo: o Método do COMO ou o Método da Sanfona. É do interior mesmo da compreensão embriológica e evolutiva do corpo, complexificado em camadas e capaz de construir camadas de experiência, que Keleman fundamenta o funcionamento de seu método, um método que possibilita o diálogo entre víscera, músculos e sistema nervoso para criar uma experiência pessoal. O Método do COMO tanto nos instrumentaliza pessoalmente para a auto-administração no *continuum* somático-existencial quanto se constitui em instrumento de trabalho para a clínica e outras profissões que lidam com a experiência humana.

Com esses quatro livros até agora traduzidos, o leitor poderá começar a formar um quadro da complexidade e atualidade da visão e da metodologia de Stanley Keleman.

Mas, após tantos lançamentos no Brasil, já é tempo de saber em que ambiente e com que vizinhança as criaturas de Stanley Keleman estão convivendo, misturando-se, interagindo, quais valores estão fazendo valer.

Possivelmente, nos anos 50, Keleman, ainda jovem, em sua clínica quiroprática, começando a observar a correlação entre postura corporal e vida emocional via, nos corpos, mundos muito diferentes daqueles que via Gaiarsa, brasileiro, psiquiatra, observador de corpos e leitor de Reich. Fotos de brasileiros da época mostram ainda a força da Igreja Católica sobre os corpos, a profunda marca de se ter nascido do lado dos senhores ou dos escravos, a qualidade quase grotesca de imitar colonizadores. O Reich que chegou às mãos do Gaiarsa, Reich de *A função do orgasmo* e de *Análise do caráter*, viajou pelos canais do Partido Comunista. Como se vê, um encontro muito diferente do de Lowen, quase na mesma época, com um Reich ao vivo, batido e banido, em busca de uma pátria.

O "nosso" Reich era um aliado da modernização do Brasil, que se industrializava iniciando seus chamados "anos dourados"; e Gaiarsa, como Keleman, teve desde logo a convicção de que as pessoas não mudariam seus modos de vida e relações com o poder se não mudassem o uso de seus corpos.

Nos anos 70, anos da internacionalização do capital, alguns brasileiros, partindo do mundo gaiarsiano, deixam para trás um país em vias de sucateamento cultural sob a ditadura militar e partem em busca da reformulação do indivíduo, dos grupos e das relações interpessoais, tal como estava sendo forjada pelo Movimento do Potencial Humano, desde os anos 60, do qual Keleman era um dos muitos criadores.

Por volta de 74-75, a concepção de "formatividade" de Keleman — fruto de sua poderosa digestão, provavelmente de seu encontro com a bioenergética de Lowen, com a teoria das emoções de Nina Bull, talvez o existencialismo presente em seus contemporâneos Rogers e Pearls — já apresentada em seu *Your Body Speak its Mind*, embora fizesse algum eco com os novos paradigmas da ciência que chegavam até nós, precisou ficar encubada por muitos anos, por muitas razões, entre as quais a profunda estranheza que produzia em nosso pensamento brasileiro.

Em 75, abre-se no Instituto Sedes Sapientiae um espaço para a criação de um curso, então chamado "Gestalt-Reich", que constituiu a primeira tentativa institucional de criar um pólo receptor dessa nova cultura e dispositivos para a adaptação e recriação dessas influências. O nome "Gestalt-Reich" mostra as duas vertentes de pensamento que abrigaram a tarefa de operar com a experiência humana corporificada: a vertente existencial e a vertente psicanalítica. Logo esses dois arquivos se separam, sem condições de criar um diálogo interno e as psicoterapias corporais brasileiras passam a se desenvolver sob o guarda-chuva, ora benigno, ora persecutório da psicanálise. Todos sabem da importância do papel da psicanálise no Brasil desde 1922, na criação de um espaço de subjetivação da experiência. As psicoterapias corporais, nos anos 70 em pleno processo de concepção no processo histórico brasileiro, só poderiam ter encontrado abrigo nos divãs de certos psicanalistas que puderam nos acolher em nossa diferença e indiferenciação, nos conter e nutrir nosso processo embriogenético. Assim, dentro das inúmeras vertentes das psicoterapias corporais, vingaram no Brasil as que partiam do Reich psicanalista, em meio a muitos descaminhos.

Um pensamento de raízes heideggerianas como o de Keleman precisou esperar no desvio, por mais de dez anos, para poder entrar na via principal do processo formativo do campo das psicoterapias corporais (ou somáticas) brasileiras. Insatisfeitos com as bases psicanalíticas neo-reichianas, embora maravilhados com sua potência técnica, gastamos muito tempo e energia tentando criar conexões teóricas e práticas entre a vida do corpo e a vida psíquica.

Os argentinos, refugiados a partir de 76, nos trazem uma certa psicanálise, articulações da psicanálise com o psicodrama, com o Movimento do Potencial Humano, e também a análise institucional, alimentada pela crítica da psicanálise de Deleuze e Guattari.

Nos inícios dos anos 80, a anatomia emocional de Keleman faz o mundo das psicoterapias corporais brasileiras abrir a boca e a alma. Enfim uma concepção de corpo, não como suporte da repressão ou da resistência, nem como ilustração da vida psíquica. Enfim o corpo vivo em auto-construção permanente: a evolução, a embriogênese e a experiência constituindo formas somáticas que são, em si mesmas, operadores de condições ambientais físicas e afetivas. Quero enfatizar que a abertura para a visão e metodologia kelemanianas só foi possível a partir da necessidade de organizar um instrumental, no campo corporalista, daquilo que a crítica da psicanálise de Deleuze e Guattari anunciava.

Simultaneamente, com o processo da abertura política brasileira, faz-se necessário contribuir com uma noção de sujeito que, democrática e pessoalmente, possa se situar no olho do furacão dos processos biológicos e sociais, respondendo às questões de responsabilidade dentro de uma ecologia física e humana num país onde essas questões se propõem de maneira tão aguda.

Nesse processo assimilativo, de mais de dez anos, foi então possível irem se estabelecendo diferenciações entre as posições kelemanianas e as posições reichianas vigentes no pensamento corporalista brasileiro:

— Keleman, com sua visão de processo formativo, busca com o Método do COMO, partindo da presentificação, propiciar a multiplicação de camadas corporificadas de experiência, criar mais formas, desfazer formas que não mais respondem ao contemporâneo, organizar mais modos de operar, mais modos de relação consigo mesmo e com o mundo, mais territórios existenciais;

— Reich e os neo-reichianos, por sua vez, apoiados na visão da curva orgástica, visam abolir a resistência, para que se possa chegar à genitalidade.

Esta valoração reichiana da descarga emocional, evidentemente, se apoia na lógica binária da dialética capital-trabalho, senhor-escravo, repressão-impulso, onde descarga, ruptura, orgasmo e revolução se equivalem: uma lógica a serviço de uma concepção de poder como repressão.

Mas se pensarmos que o poder se expressa, em nossa sociedade mundial contemporânea, muito mais como massificação, homogeneização, vamos ver que o que nos liberta é a diferenciação, a singularização, um construtivismo somático-existencial, passo a passo, como nos propõe Stanley Keleman. Essa lógica da multiplicidade rompe com as hierarquias caracterológicas e proporciona uma linguagem descritiva para a diferença e seus modos de operar o presente.

Essa posição recoloca a clínica no campo da filosofia, oferece à filosofia um método encarnado que, definitivamente, encerra as questões de corpo e mente, ilumina na biologia a questão de como a experiência continua o trabalho da evolução.

REGINA FAVRE
abril de 95

introdução

A PERDA da realidade somática é um dilema existencial corrente. Exortam-nos a "sermos nós mesmos", "desenvolver-nos", "sermos verdadeiros". Muitos de nós, entretanto, não vivenciam o significado dessas frases. Vivem por intermédio de imagens, mentalizando experiência ou intensificando-a com substâncias químicas, compromissos sociais, reclusão meditativa ou condicionamento físico. O autoconhecimento pode aumentar, mas não necessariamente a compreensão somática.

Quando as coisas não vão bem emocionalmente, procuramos motivos ou justificativas biográficas para nosso próprio comportamento ou alheio. Os problemas são analisados em termos de causalidade: Quem começou a briga? Quais eram as circunstâncias ou o motivo? Mas alguém também poderia perguntar: Como me usei para entrar nessa briga? Usei uma voz exigente ou uma postura agressiva? Endureci para lutar ou me encolhi rejeitado? As respostas a essas questões expõem a natureza somática e emocional do comportamento e revelam como palavras, emoções, pensamentos e gestos musculares se conectam.

Geralmente, nossos problemas persistem porque não sabemos como organizá-los ou desorganizá-los. Não aprendemos como desorganizar e reformular vínculos psicoemocionais internos com nós mesmos e com os outros. Podemos estar excitados, estar sentido muitas coisas, sem saber o que fazer com isso. Ou somos capazes de agir, mas não de inibir a ação. Podemos nos enraivecer, mas não conseguimos nos acalmar. Podemos ter pensamentos e emoções que não conseguimos reunir ou separar. Podemos ser incapazes de criar uma experiência emocional que satisfaça. Esse uso inadequado de nós mesmos, muitas vezes, leva à doença ou ao distresse* emocional.

---

* Aportuguesamos a palavra *distress* para distresse, significando estresse que veio a se tornar estrutura permanente de funcionamento limitado por dor, sofrimento, aflição, angústia, constrangimento, ou seja, redução penosa das possibilidades do *self* (N.T.).

Cada um de nós tem uma escolha: continuar a se identificar com velhos padrões ou se reorganizar. Podemos viver intensamente e crescer emocionalmente ou podemos viver uma vida que nunca muda. Se sentimos as conexões que vão do interior de nossos corpos para o mundo exterior e da superfície para a profundidade, podemos reexperimentar essa profundidade corporal e emocional em nossa vida diária.

O *insight* psicológico é necessário, mas, por si só, não cria mudança. As psicologias disponíveis, em geral, dão ênfase ao *insight* e buscam o homem instintivo encoberto pelo dado social ou a superação do passado. Quando não compreendemos nossa história como organizações somáticas continuamos a repeti-la. Contudo, história emocional é uma organização somática que tanto requer desestruturar quanto reorganizar. Desorganizar, por si só, leva ao domínio do instintivo ou à imitação social, e reorganização é insuficiente se apenas baseada em ideal psicológico ou somático de alguma fonte de autoridade.

Este livro é sobre a vida do corpo, o papel das emoções e a busca humana por sentido. Ele sugere como separar comportamentos obsoletos, reunir os elementos da experiência em novo comportamento e como se usar para influenciar o destino pessoal. Este livro mostra, passo a passo, como se organizar e organizar a vida, quais fatores estão envolvidos e qual liguagem ou diálogo interno expressa melhor o processo individual.

Esse processo organizador e formativo pode ser observado em toda a natureza. Organização reúne acontecimentos para formar. Em todas as coisas animadas há um impulso para a forma. Nós tentamos perpetuar formas que já nos serviram no passado, apesar de dolorosas no presente, ou procuramos dar forma ao que está brotando em nós.

Os fundamentos anatômicos e emocionais deste livro encontram-se em *Anatomia Emocional*, que revela, nos campos da biologia, psicologia e sociologia a marca da realidade somática. Este livro revela a conexão entre processo e forma, forma e sentimento, sentimento e função. O processo nos impele à diferenciação. Organização da experiência liga as três camadas da existência — animal, social, pessoal. O tema deste livro é como trabalhar com essas camadas. Juntos, os dois livros estabelecem o fundamento de uma educação somático-emocional contemporânea.

1 a natureza do processo organizador

TODA ATIVIDADE envolve movimento, e em cada movimento, seja grosseiro ou sutil, há um processo organizador. Este processo organizador é baseado na lei biológica segundo a qual os músculos se contraem, e essa contração é seguida por alongamento. A ação muscular tem um fluxo incessante. O músculo não está em condição de espasmo perpétuo ou relaxamento constante. O músculo se alonga e se contrai, se expande e encolhe. Esse ritmo de expansão pode ser localizado ou abrangente, um microfluxo ou um macrofluxo de diferentes estados musculares, chamado tônus. No *continuum* do movimento muscular, algumas vezes, pode haver mais tensão; outras, menos. Esse fluxo muscular se altera, mas nunca pára. Às vezes, há maior tensão, outras, menos. Toda atividade, mesmo a inibição, envolve esse processo organizador do movimento. Uma compreensão do processo organizador é essencial para aprender como fazer as coisas de modo diferente, porque o tônus muscular pode ser alterado pelos centros neurais da medula espinhal ou por níveis superiores do sistema nervoso central.

Todas as sensações, todas as emoções, todos os pensamentos são, de fato, padrões organizados de movimento. As pessoas manipulam suas emoções ou desenvolvem padrões de estresse físico quando alteram suas ondas musculares pulsáteis básicas.

Inúmeras metodologias psicofísicas reconhecem a existência do processo organizador e invocam-no em suas práticas: massagem e pressão profunda, exercícios físicos ativos — corrida e natação, artes da dança e do movimento, meditação, abordagem bioenergética para descarga da tensão muscular e técnicas reeducativas de Alexander e Jacobson.

O PRINCÍPIO ORGANIZADOR

Central para toda vida é essa propriedade inata e fundamental, o impulso organizador. Toda vida busca estabelecer uma ordem, recapitular uma ordem. Isso pode ser observado no código genético e na ordem da natureza. Ordem e organização são sinônimos de um impulso interno ou comando que organiza comportamento.

A vida estabelece ordem no nível celular macroscópico e no nível organísmico social e individual. Organização é inerente a cada célula. Dessa organização surgem sentido e significado. Um agregado de células dialoga com outro. Uma parte envia mensagens sobre sua atividade para serem integradas em outros agregados de atividades. Esse diálogo é elaborado pelo fluxo de sinais provenientes dos nossos sentidos, sentimentos e ação.

Nossa identidade profunda está relacionada ao como nos organizamos. Individualidade não é uma idéia, algo que alguém nos diz sobre quem somos ou um artefato social. É o reconhecimento de como fazemos as coisas, um sentido de ordem estabelecido por nosso processo vital. Esse processo natural pode ser o fundamento de nossa vida pessoal e proporcionar um sentido imediato, vívido e vital de quem somos.

Ordem não é um comando — "ponha em ordem". É antes o modo como alguém faz uma coisa, experimenta, elabora e atua sobre ela. Ordem é um sentido profundo no inconsciente, percebido, mas não totalmente articulado. Quando algo não está em ordem ou desorganizado, sente-se e procura-se pôr em ordem.

Uma vez percebidas, ordem e organização tornam-se os fundamentos da identidade pessoal e não são facilmente destruídas. Quando a ordem natural de uma pessoa é rompida, toda uma série de reações é evocada — aborrecimento, tristeza, desespero e raiva.

As leis e ritmos da natureza têm sempre organizado os eventos humanos. A experiência do impulso organizador leva ao conhecimento e ao *insight* sobre a diferença entre viver e ser vivido, entre escolha e destino.

A SANFONA

A imagem de uma sanfona ilustra o processo organizador. Ambos funcionam por aumento e redução de tensão e pressão. Esses diferentes estados de tensão e pressão formam nossa linguagem. O coração, por exemplo, bate em freqüências variáveis, de acordo com aumento ou redução de pressão. Essa expansão e contração é diástole e sístole. O coração acelera quando sentimos medo e desacelera quando dormimos.

Ações naturais e espontâneas, tais como os batimentos cardíacos ou a sucção do lactente, são padrões de movimentos organizados. "Fique quieto", "Seja bonzinho", "Cale a boca" são instruções que, conscientemente, organizamos

a natureza do processo organizador 19

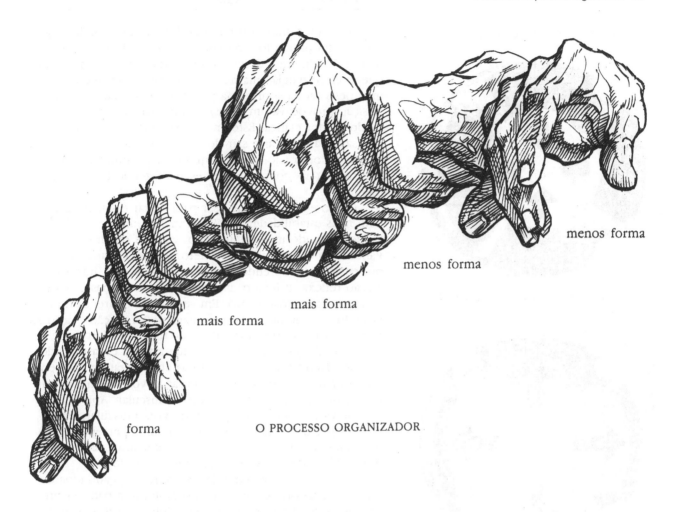

forma   mais forma   mais forma   menos forma   menos forma

O PROCESSO ORGANIZADOR

em padrões somáticos específicos. Muitas dessas organizações aprendidas promovem maturidade, mas outras causam conflito ou dor. "Quero contato, mas devo ficar quieto", é um exemplo.

Esse princípio — tensões corporais resultam de interferências na contração e relaxamento rítmicos — é o fundamento do processo terapêutico somático, cuja meta é reestabelecer padrões de alongamento e contração. Usando uma técnica baseada na imagem da sanfona, peço aos clientes que intensifiquem e exagerem um padrão de comportamento para, depois, cederem lentamente, por etapas. Deliberadamente, não lhes peço logo para descontraírem, mas que primeiro contraiam e depois soltem, para restaurar a fluência do padrão.

Esse procedimento da sanfona ensina como as emoções são inibidas ou expressas, como os pensamentos se tornam ação, como o sentido é construído e o significado, formado. O princípio da sanfona envolve estágios distintos e um procedimento específico. Significa mais do que apenas contração e relaxamento da musculatura. Sentimento, imagem, estímulo e inibição — todos estão envolvidos. O procedimento para descobrir o próprio processo organizador chama-se metodologia do COMO.

O *CONTINUUM* PULSÁTIL

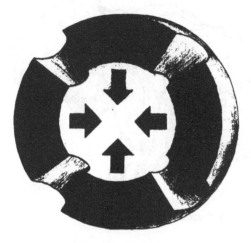

Para dentro, para longe do mundo
Contração

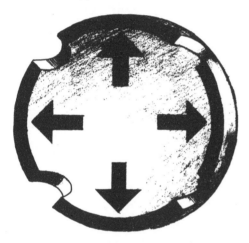

Para o mundo, para longe do interior
Expansão

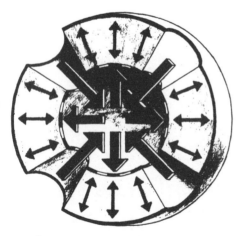

Do e para o mundo
Do e para o interior

APLICAÇÃO NA VIDA DIÁRIA

Há muitos anos contraí uma dor ciática do lado esquerdo, que foi piorando e resistiu a todos os tipos de tratamento. Finalmente, descobri que entrar e sair de meu pequeno carro exigia uma manobra instável, em que todo meu peso recaía sobre uma perna. Manter meu peso nessa posição provocava um espasmo muscular que acabou resultando na dor ciática. Este era o padrão de movimento que eu usava para entrar e sair do carro. Aprender como acabar com ele, como não repetir a mesma ação automaticamente, confrontou-me com o que eu estava fazendo inconscientemente.

Como eu poderia me usar para entrar e sair do carro com mais estabilidade? Precisaria manter meu peso distribuído de modo mais equilibrado, girar os quadris e me levantar sem bater a cabeça no teto do carro. Dando-me tempo, então, para aprender o que estava fazendo, interrompi a ação reflexa. Primeiro, visualizei minhas pernas e pés executanto o giro costumeiro. Em seguida, procurei sentir-me fazendo isso, atento para que imagem, percepção e ação se mantivessem coordenadas. Parei de usar meu carro por algum tempo, enquanto esperava que a velha espasticidade cedesse. Depois que as contraturas abrandaram e não senti mais dor no quadril, pude pesquisar novos modos de agir, exercitá-los e sentir o novo padrão muscular. Aprender como estava me usando do ponto de vista muscular, sensorial, imaginativo e emocional deu-me uma percepção dinâmica de como um corpo se distorce em situações emocionais e como diferentes padrões entram em jogo.

Todos nós temos complexos padrões organizados de ação e expressão. A raiva, por exemplo, tem padrões programados de choro, grito, ataque. Usamos certos padrões de ação para suprimir, ocultar ou inibir nossas respostas. Exercitamos como parar de chorar ou como controlar nossos afetos. Todos lutamos para conter ou esconder comportamentos socialmente desaprovados e desempenhar bem aqueles que são aprovados. Para isso, criamos uma imagem mental e usamos os músculos para efetivar a ação.

Quando criança, quantas vezes me disseram para não chorar? Descobri que morder os lábios funcionava para impedir o choro. Então comecei por pensar no movimento e, em seguida, realizava-o. Gradativamente, fui praticando esse movimento até não precisar mais morder os lábios. Bastava travar a mandíbula para conter o choro. Como adulto, repito esse padrão e controlo minhas lágrimas imediatamente. Quando me pergunto como evito chorar ou expressar ternura, respondo "Faço e pronto". Se continuasse a me perguntar como o faço especificamente, descobriria que "prendo os músculos do tórax" ou "me vejo forte e alto, tentando ficar alto e forte". Contraio os músculos abdominais, enrijeço o pescoço, travo a mandíbula. E se percebo que, mesmo assim, ainda vou chorar, faço tudo isso mais intensamente, até me transformar num espasmo **gigantesco**.

Fazemos tudo isso, consciente ou inconscientemente, passo a passo. Contraímos músculos e mais músculos, até dominarmos o padrão que pede para emergir. Embora acabemos por criar uma imagem e um sentimento de força emocional, a auto-imagem e o padrão de pensamento "Sou forte" que a acompanha só se mantêm às custas de espasticidade.

Ajudar as pessoas a identificarem os padrões de uso delas mesmas é o primeiro passo no trabalho com o processo somático. Aprender como desmanchar um padrão é o segundo passo. Antes que um padrão possa ser mudado, é preciso experimentar como ele acontece. O cérebro pode ser treinado para reconhecer diferentes padrões de tensão num *continuum* de ação.

Por exemplo: alguém está com raiva e cerra os punhos. Se os cerra levemente, é provável que não tenha a sensação da raiva. Mas cerrando-os mais firmemente reconhecerá o sentimento. Se completar a ação poderá, em seguida, ir tensionando menos e menos. Aprenderá como se fecha e abre os punhos, em graus variados e praticará, por meio da intensificação, como tornar-se menos intenso. Com esse reconhecimento, aprenderá a deixar de cerrar os punhos como um padrão de raiva e a substituir isso por um novo padrão, talvez apenas uma frase, como "Estou com raiva" ou "Não faça isso".

Há uma seqüência muscular para atividades como cerrar a boca ou morder os lábios. É um *continuum* de aumento ou diminuição de contração muscular, que é o processo de controle comportamental e emocional. É o modo de formar comportamento e criar novas formas.

O QUE É O COMO

O exercício do COMO leva você a experimentar como realiza uma determinada atividade — como procede desde formar uma imagem até realizá-la de fato. O procedimento se resume em perguntar-se "Como estou fazendo isto ou aquilo?". Por exemplo, "Como estou lendo este livro?". Ao fazer essa pergunta você encontra inúmeras respostas possíveis. "Estou sentado numa cadeira. Estou mantendo meu pescoço rígido. Estou lendo com uma atitude de expectativa ou ceticismo. Quando estou assim, prendo minha respiração. Sinto-me suspenso. Não me permitirei ficar muito excitado."

O exercício do COMO ajuda você a se conhecer, ajuda a desenvolver uma percepção consciente de seus padrões de sensação e de ritmos motores-emocionais que seu cérebro precisa conhecer para integrar um novo comportamento. O exercício do COMO torna explícito seu modo de se usar em uma situação qualquer. Após aprender o procedimento básico, poderá usá-lo em outras situações. Poderá trazer à memória ações antigas e as contrações musculares que as acompanham, ver como está fazendo, o que preferiria não fazer e desenvolver novos modos de se usar no futuro.

a natureza do processo organizador 21

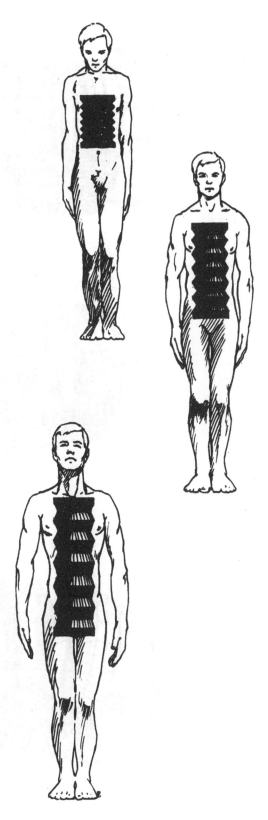

O *CONTINUUM* DA AUTOCOMPACTAÇÃO
À AUTO-EXTENSÃO

22 *corporificando a experiência*

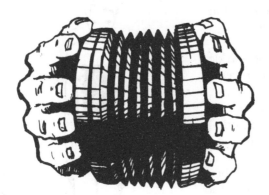

Contração

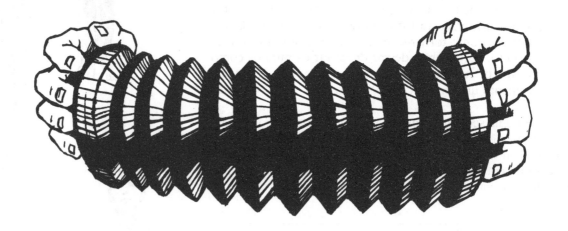

Expansão

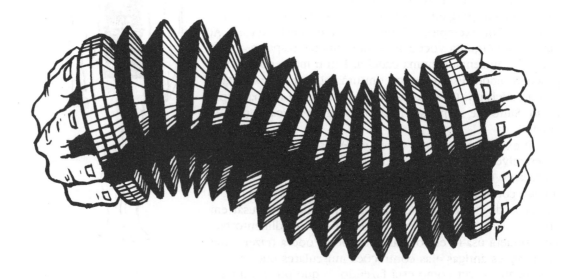

A SANFONA DE EXPANSÃO-CONTRAÇÃO

OS CINCO PASSOS DO COMO

O processo do COMO tem cinco passos reconhecíveis, identificados pelas seguintes perguntas:

passo um
O QUE ESTOU FAZENDO?

passo dois
COMO ESTOU FAZENDO?

passo três
COMO PARO DE FAZÊ-LO?

passo quatro
O QUE ACONTECE QUANDO PARO DE FAZÊ-LO?

passo cinco
COMO USO O QUE APRENDI A RESPEITO?

Usar o processo do COMO e o exercício da sanfona — intensificando e desintensificando as contrações musculares — envolve vários passos. Primeiro, há um desenho em forma de imagens ou idéias, ou padrões de sentimento daquilo que você concebe como uma ação adequada. "Vejo-me forte." "Sinto-me forte." Ou esse desenho pode emergir daquilo que os outros dizem. A seguir, ações bem concretas efetivam essas imagens como posturas sociais. Por exemplo, o pescoço e os músculos espinhais enrijecem para mostrar orgulho e determinação ou o abdome encolhe para mostrar autocontrole.

Se esses padrões de contração ou estresse tornam-se dolorosos, você tenta aliviá-los tomando banhos quentes, usando drogas ou álcool, fazendo massagens, buscando compensar-se. Muitas pessoas tentam eliminar as tensões do orgulho desmedido fazendo-se humildes. Outras percebem o quanto estão tensas e, espontaneamente, desfazem seus espasmos musculares. Quando você pára, inibe, desfaz padrões de ação estabelecidos, há muito tempo automatizados e profundamente enraizados, você experimenta um profundo despertar somático de sensações e sentimentos — poderosas correntes de respostas não-verbais. Esse "Ah!" é chamado de *insight* ou intuição. Essas respostas são acontecimentos internos profundos, representativos de um outro estágio de auto-organização.

Nesse momento da intuição, há escolhas a serem feitas. Você tem algo que não tinha antes — *insight*, sensação, ação, experiência nova. Você pode parar nesse ponto, acreditando que a experiência, por si só, torna você diferente. Você pode simplesmente esquecer o que aconteceu ou tentar operacionalizar de imediato essa aprendizagem, acabando por ficar oprimido ou confuso. Você pode, ainda, se deter no *insight*, esperando por mais. Você pode negar, rejeitar sua experiência. Ou disciplinar-se para praticar os exercícios passo a passo e assim começar a criar uma nova forma. O passo final é a sua resposta — aquilo que você fez com os quatro passos prévios.

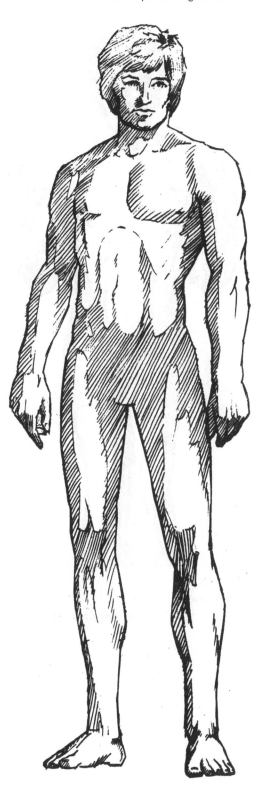

PASSO UM
Superfície
Imagem
História
Situação
Estrutura

24 *corporificando a experiência*

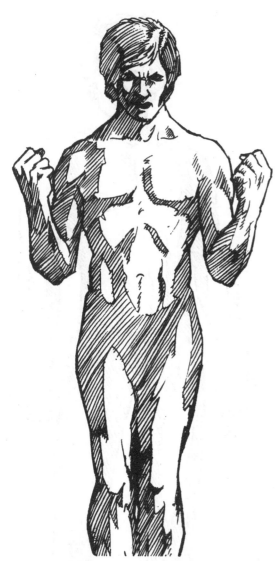

PASSO DOIS
  Organização:
  Criando uma segunda camada de experiência

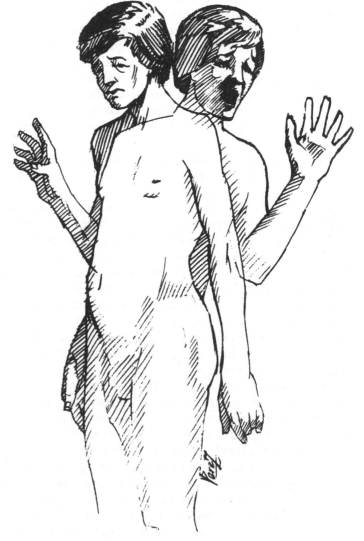

PASSO TRÊS
  Desorganização:
  Criando uma terceira camada de experiência

Para praticar o Passo Um da metodologia do COMO, faça um desenho ou imagem de como você se julga ou imagina em determinada situação. No Passo Dois, descubra o padrão muscular com o qual você organiza essa imagem. Por exemplo, "Para ser orgulhoso, contraio meu pescoço". No Passo Três, experimente desestruturar o padrão muscular de contração, no caso do pescoço rígido. No Passo Quatro, fique com sua experiência e veja como novos *insights*, sentimentos e emoções brotam. E, enfim, no Passo Cinco, examine sua resposta para tudo isso. Sua tendência é praticar o novo comportamento, rejeitar a experiência ou insistir, procurar por mais *insight*?

O exercício do COMO, portanto, envolve uma série de questões processuais:

passo um

QUAL É MINHA IMAGEM NA PRESENTE SITUAÇÃO?

passo dois

COMO CRIO ESSA IMAGEM E A PERPETUO MUSCULARMENTE?

passo três

COMO ACABO COM ESSE MODO DE ME CORPORIFICAR?

passo quatro

O QUE ACONTECE COMIGO QUANDO FAÇO ISSO?

passo cinco

QUE RESPOSTAS CRIO PARA ISSO?

OS PASSOS DO COMO EM AÇÃO

PASSO UM: A IMAGEM DA MINHA SITUAÇÃO PRESENTE

Estou à espera. Formo uma imagem da situação, concebo uma configuração. Digo-me que essa situação é temporária. Faço uma imagem de "deixar o tempo passar" ou de "apenas ficar observando". Observo os acontecimentos indo em uma certa direção.

PASSO DOIS: COMO ME USO

Por meio da intensificação de minha postura muscular, percebo o modo como me uso. Contrações musculares são o diálogo que constrói a imagem das intenções. Assim, me pergunto: como mantenho minha paciência, "numa boa" ou "mordendo o freio"? Talvez indo mais devagar, dando passos menores ou me endurecendo para suprimir a impaciência. Posso apertar meu peito para controlar a respiração ou virar um pedaço de pau, travando meus joelhos, comprimindo meu espaço pessoal, apertando os órgãos internos para ser paciente. Essas posturas corporais são imagens somáticas que podem ser conscientemente experimentadas.

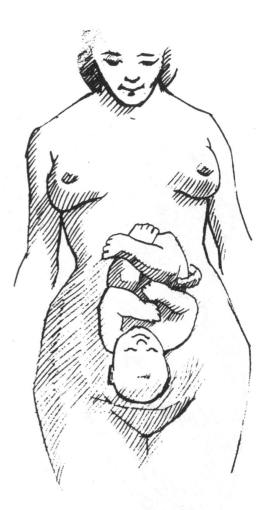

PASSO QUATRO
Criação
Profundidade
Pausa
Incubação
Gestação

PASSO TRÊS: COMO DESORGANIZO OU ACABO COM AS ESTRUTURAS DE QUE NÃO PRECISO MAIS

Use o exercício da sanfona. Intensificando um padrão de tensão, peito apertado ou joelhos travados, levo isso ao ponto máximo e posso, então, voltar atrás, afrouxar, relaxar um pouco, desfazer os espasmos e experimentar a sensação de alongamento muscular. Esse processo acaba com o espasmo organizado. O modo de a forma desorganizar sua intensidade é similar a uma febre que vai cedendo. Contrair mais, mais, ainda mais, depois soltar um pouco, um pouco mais, ainda mais, leva a perceber esse processo, análogo ao da sanfona, tensionar, soltar, soltar mais, dando forma, mais forma, menos forma.

PASSO QUATRO: INCUBAÇÃO, CRIAÇÃO

O diálogo dos comandos neurais, memórias visual e emocional e ação muscular cria lentamente um silêncio. Ele é, em muitos sentidos, uma incubação. Nessa pausa encontro um vórtice natural de excitação, um silêncio ensurdecedor do sentimento ou um brotar de correntes elétricas que aquecem e derretem. Os hormônios do cérebro despertam imagens da nova experiência, acompanhadas de memórias do passado. Posso produzir lembranças de ser criança esperando minha mãe no ponto do ônibus e sentindo que essa espera será eterna. Depois, posso lembrar dela voltando. Ou posso ter uma sensação que me informa ser possível esperar sem me apoiar em costas rígidas. Posso experimentar-me de um modo inteiramente original. Meu padrão ansioso de espera pode ser desestruturado e substituído por uma espera muito especial.

PASSO CINCO: USANDO O QUE ACABO DE APRENDER

Nesse ponto há escolha. Posso esquecer o que acabo de experimentar e continuar com o modo anterior. Posso percorrer os cinco passos, mas ficar enfeitiçado por um deles. Posso ficar na espera interminável por mais *insight* ou sentimentos. Ou posso usar o que acabo de aprender e formar uma nova resposta. Para isso, pratico usar-me de novos modos, convertendo *insight* em ação. Consistentemente, dou-me comandos para usar meus olhos, músculos e pés de outro jeito. Lembro-me de relaxar as constrições do peito, destravar os joelhos e respirar mais plenamente. Desse modo, meu mundo interno encontra passagem para o mundo externo, meu conhecimento interior torna-se ação social. É, portanto, uma conexão entre cérebro, coração, músculo. A chave para esse passo é praticar, muitas e muitas vezes, de diferentes modos, para formar uma nova resposta.

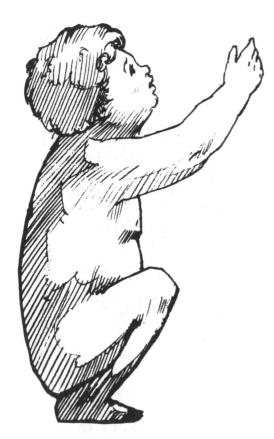

PASSO CINCO
Volta à superfície:
Reorganização ou nova forma

2 vida diária

A VIDA DIÁRIA envolve a criação de diferentes configurações somáticas para lidar com a variedade de mudanças das circunstâncias externas. O dia começa com o fim do sono e termina com o fim da vigília. A sucessão de eventos entre esses pontos inclui interações com a família, vizinhos, amigos, colegas de trabalho, gente com quem se cruza e assim por diante. Sair de casa afetivo e caloroso. Como? Mergulhar no trânsito. Como? Deixar o trânsito e se concentrar no trabalho. Como? Você e o chefe se desentendem; você se sente inadequado. Como você estrutura essa inadequação? Como você poderia formar uma resposta diferente? Quando o dia de trabalho termina, você mergulha novamente no trânsito. Como? Outra vez, chegar em casa e entrar em contato com a família; você é uma configuração diferente nesta situação. Como? Sua mulher e você têm uma desavença e você se sente culpado. Como?

Os acontecimentos da vida diária constituem a arena, enquanto o exercício do COMO fornece as ferramentas para explorar o processo pessoal. Em vez de se remoer, se questionar, procurar as faltas, se culpar, use o COMO para deixar que sua forma lhe fale, ensinando como uma resposta a um evento externo se configura de dentro para fora. Como um acontecimento é posto para dentro? O que você configura como resposta? Se sua resposta costumeira for redução de auto-estima, como você acaba com ela, permitindo que outra resposta se forme até se tornar uma nova forma?

SUGESTÕES PARA USAR O COMO

PASSO UM: DESENHANDO UMA SITUAÇÃO PRESENTE

Esteja atento a você mesmo na situação presente. Olhe-se num espelho e veja sua forma corporal. Por exemplo, peito para cima, pescoço rígido. Pergunte-se "Como faço isso?" ou "Como construo essa forma?".

PASSO DOIS: COMO VOCÊ FAZ ISSO?

Observe como os músculos lhe dão um senso de sua forma corpóreo-emocional. Tente se perceber por intermédio de seus sentimentos, sensações e formas mentais. Pergunte-se "Como mantenho minha forma, minha imagem?", "Como faço isso somaticamente?". Suas respostas podem ser observações, tais como "Inflo o peito", "Encolho o abdome para poder pensar" ou "Deixo os músculos da barriga colapsarem". Que diálogo interno é necessário para reconhecer que seus ombros estão levantados ou seu cérebro está comprimido? Apenas tentar lembrar de seu padrão somático não vai funcionar. Se você se percebe querendo lembrar, use seus músculos para contrair e soltar, para sentir e perceber concretamente o que faz.

Dessa maneira, a idéia que você tem de si se amplia ao âmbito corporal: "Sei como levanto meus ombros, puxando-os", "Sei como abaixá-los, deixando-os cair pouco a pouco". A questão torna-se "Qual é o sinal para meus músculos subirem ou descerem?" ou "Que imagens e idéias integram meu *continuum* de contração?".

Respondendo a essas questões você aprende a falar consigo mesmo somaticamente. Não espere pensamentos lineares ou respostas exprimíveis por palavras ou conceitos. Elas podem aparecer como sentimentos ou imagens. Você pode, inclusive, perder o contato consigo mesmo. É assim que acontece o processo. O que você está aprendendo, então, torna-se parte de uma cadeia de eventos que facilitam o formar.

PASSO TRÊS: COMO VOCÊ DESESTRUTURA SUA IMAGEM SOMÁTICA?

Desestruturação envolve todos os modos de deixar de fazer algo. Ela pode requerer uma resposta de descontração ou seu oposto; uma ênfase no relaxamento se você se perceber contraído ou vice-versa. Use o aprendizado do Passo Dois, seu padrão, e acrescente o procedimento da sanfona de intensificação e desintensificação muscular. Se você percebe sua barriga contraída, pode usar a própria sensação de contração para desfazê-la. Contraia com força, menos, mais, menos, até ter a sensação de poder deixar o abdome descer. Você está treinando sua sensibilidade para desfazer padrões. Procure pela sensação de algo descendo, que você está cedendo, abrindo mão de alguma coisa.

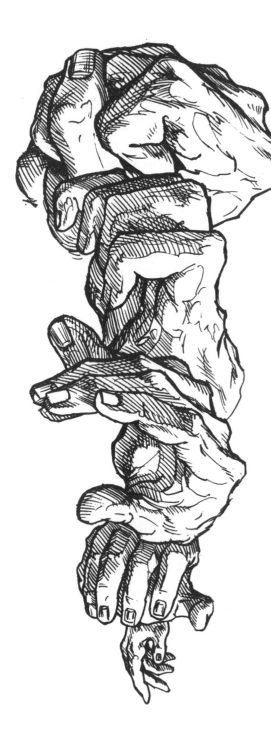

PASSOS DOIS E TRÊS:
ORGANIZANDO E DESORGANIZANDO
Organização da forma
Desorganização da forma

Pergunte-se "Como me separo de meus rituais e comportamentos estereotipados?". Desorganizar seus estereótipos pode desencadear medos profundos de perder o controle, desorganizar-se, perder o senso de ordem e realidade. Pergunte-se "Como mantenho ordem?", "Como me contraio para fazer isso?", "O quanto ouso desorganizar?", "Como vou responder?". Nesse ponto, a compreensão corriqueira acaba. Por meio do exercício da sanfona você desfaz ações ritualizadas. Então, com as respostas habituais inibidas, o cérebro é inundado por sensações de atividade. O tempo pára ou se acelera; seu universo pode adquirir formas inusitadas.

PASSO QUATRO: COMO INCUBAR EMOCIONALMENTE

O Passo Quatro é um estado aberto, uma espécie de pausa. Você espera ativamente por uma nova resposta. Essa espera não é passiva nem meditativa. É estar alerta sem se vigiar. É como esperar uma visita. Essa visita pode chegar como um sentimento, uma intuição, uma imagem ou uma associação. Espera é criação, gestação, incubação. É uma pausa na qual você sente indícios de algo prestes a acontecer. Essa atitude de abertura é o mesmo que contenção, algo sendo sustentado, mas não contraído. Há uma vivência de preenchimento.

Imagens, sentimentos, sensações e idéias brotam. Este é um lugar sereno. Você tem uma certeza interior de que um rumo está por se delinear. Você está entre o que acabou e o que ainda não chegou, num espaço fecundo.

Nesse estado aberto, evite alterações musculares involuntárias bruscas. A pergunta a se fazer é "Como estou esperando?" ou "Como esse estado aberto é interrompido ou se prolonga?". Ele é interrompido por pensamentos, ímpetos para agir ou ansiedade? Prolonga-se pelo amortecimento da excitação? Você mantém o ritmo? Devaneia obsessivamente? Quando novos impulsos, excitação ou imagens aparecem, você responde do modo antigo? Suas respostas se transformam prematuramente em ação? Mantenha-se aberto até esse estado de pausa começar a amadurecer e crescer por si mesmo.

Em algum momento, alguma coisa acontece. Há uma reunião de elementos — uma nova imagem, uma sensação, um sonho, um modo de fazer algo. Há uma resposta.

> *Corporificar sua experiência é transcender sua história somático-emocional.*

PASSO CINCO: RESPOSTA, PRATICANDO FORMAÇÃO

Escolha sua resposta para aquilo que aconteceu no passo anterior. Você pode descartá-la, esquecê-la, manter-se nos passos iniciais ou começar a criar uma nova forma, com a prática.

O que é formar? Como você encara sentimento e pensamento? Como você toma posse cognitiva e depois realiza o que descobriu? O processo de formação é a parte mais conscientemente criativa da sua vida. Nesse ponto, você aplica tudo o que aprendeu sobre auto-organização. Você experimenta acionar músculos por meio de sentimento, visão, rituais antigos ou imitação. Esse processo envolve mais do que controle consciente. Para integrar emoções, cognição e músculos, o programa aprendido e tudo o que não foi programado se fundem. Ao participar conscientemente dos eventos inconscientes, você cria novas formas, às quais, daí em diante, tentará manter-se fiel. Isso requer muita prática.

VIDA DIÁRIA: SOLUÇÃO DE PROBLEMAS E RESOLUÇÃO DE CONFLITOS

Viver é resolver problemas, organizar para lidar com os desafios e conflitos da vida. A natureza humana tem um sistema altamente diferenciado para tolerar ambigüidades, situações não resolvidas e para comportamentos incomuns. O processo do COMO é um modo de conceber uma situação e organizar uma resposta. Introduz um modo de inibir respostas habituais, aguardar o momento propício... esperar... fazer uma pausa... mudar de rumo... reconceber a situação... e então reorganizá-la.

Os cinco passos básicos do COMO podem ser aplicados a quaisquer problemas.

EXERCÍCIO DE AUTO-REFLEXÃO
SOLUÇÃO DE PROBLEMAS

1. Como encaro o problema? (Censuro-me, censuro os outros, procuro causas, busco soluções?)

2. Como me organizo somaticamente para lidar com o problema? Como posiciono meus ombros, olhos, mandíbula, músculos?

3. Como recuo para separar, dissociar, desorganizar meu modo de lidar com o problema?

4. Como permito que novas imagens, *insights* e planos incubem e depois emerjam?

5. Como assumo o que aconteceu e me uso de outro modo para re-formar o problema e a mim, ou permaneço na mesma postura?

CONFLITO INTERNO

O conflito é uma tensão dinâmica entre aspectos contraditórios de uma situação. Freqüentemente experimentamos contradições entre intenção e direção. Várias camadas competem entre si para adiar a gratificação, inibir as demandas de segurança, sublimar o desejo. Pode haver conflito entre voltar-se para o mundo e voltar-se para si. O desejo de proximidade pode ser simultaneamente inibido por medo ou vergonha. O cérebro percebe perigo, o batimento cardíaco se acelera preparando a fuga, enquanto os músculos superficiais resistem.

EXERCÍCIO DE AUTO-REFLEXÃO
CONFLITO INTERNO

1. Como experimento o conflito interno? (Faço uma imagem mental, tenho um sentimento, tenho dois sentimentos que se opõem?)

2. Qual é minha postura corporal? É uma torção ou um movimento para frente seguido de uma vontade de retroceder? Como tensiono meus músculos para dar suporte a isso?

3. Como, aumentando e reduzindo esse padrão, posso inibi-lo, interrompê-lo, sair dele ou desprogramá-lo?

4. Como permaneço desorganizado, sem forma aparente? Como o conflito está agora encapsulado?

5. Como facilito um outro padrão de ação para resolver ou conter meu padrão anterior, ou como volto a ele?

CONFLITO EXTERNO

O conflito não é apenas interno. Também está fora de nós, nas relações com os membros da família, com patrões, amigos, colegas de trabalho. O procedimento do COMO converte esses conflitos em um meio de autoconhecimento. Quando você aprende a organizar ou desorganizar situações de conflito, pode abandonar as respostas estereotipadas.

No processo do COMO não é importante quem está certo e quem está errado. Só interessa como você organiza a situação, como pode desorganizá-la e como pode reorganizá-la de modo diferente.

EXERCÍCIO DE AUTO-REFLEXÃO
CONFLITO EXTERNO

1. Qual é meu conflito presente? Que papéis assumo? Como corporifico a situação? (Encolho, inflo, desvio, acomodo)

2. Como estou desempenhando meu papel, facilitando-o? De que ações automáticas lanço mão para mantê-lo?

3. Como inibir um papel? Como fazer separações e distinções? Que músculos soltar? O que parar de pensar ou fazer?

4. Como me conter até que surja uma referência interior, a partir da qual trabalhar?

5. Como favoreço um novo comportamento?

> *Ter forma*
> *é estar vivo.*
> *Mas permanecer fixado*
> *numa forma*
> *é estagnar.*
> *Nosso destino é*
> *continuar a formar.*

Digamos que você tenha dificuldades com sua mulher e ache que as coisas não podem ficar como estão. No Passo Um, você descobre que lida com esse conflito com raiva e hostilidade. O Passo Dois proporciona a experiência física de sua raiva e hostilidade. O Passo Três diz como você desorganiza a raiva. Se você se organizou para ser combativo, o Passo Três desprograma a postura de combate. Ao descer seu centro de gravidade, você deixa de ver a situação como um insulto. Você passa a ter possibilidade de relacionar-se diferentemente, desestressar-se. Você aceita a situação, mas desprograma o mecanismo de ataque e fuga — isola-o, observa-o, assume-o e vai fazendo modificações. Você o contém. Você configura a situação.

No trabalho, você pode ser cooperativo e querer reconhecimento. Quer segurança, mas também quer ser desafiado. Além disso, quer atenção dos outros. Essas necessidades podem criar conflito com os outros ou com você mesmo. Uma parte de seu corpo segura a outra, ou seja, você mantém a boca fechada para não ofender ninguém. Pode tornar-se submisso à autoridade, desinflando o peito. Alternativamente, pode tornar-se maior, quando quer exercer autoridade. Use o procedimento do COMO para experimentar e reorganizar problemas de trabalho e conflitos.

O CASO DE MORRIS

Morris é um homem de meia-idade que trabalhou para outras pessoas e instituições durante toda a vida. Agora ele se estabeleceu por conta própria. Está treinado para agir rapidamente, mas se depara com as incertezas das negociações de contratos e de trabalhar com várias organizações, em vez de apenas uma. Na descrição que se segue, Morris fala sobre seu uso do processo do COMO para manejar um conflito em sua situação de trabalho. Ele tem de esperar para agir e tem dificuldades para isso.

MORRIS

Este ano haverá mudanças em minha vida profissional. A indústria para a qual trabalho está vivendo uma crise financeira e o padrão do meu trabalho está passando por mudanças. Minha postura neste momento envolve espera. Passo Um: Como espero? No nível conceitual, converso comigo mesmo e digo que tudo vai dar certo. Quando espero e converso comigo, congelo o terço superior do corpo, numa série de manobras complexas que parecem não ter ponto de partida. Passo Dois: minha língua pressiona fortemente meu pálato e tensiono meu pescoço na direção do cérebro. Endureço a parte superior das costas, colapso a frente do peito, encolho as costelas sob os braços; até meu pescoço fica retraído — como se eu fosse uma tartaruga encolhendo a cabeça. Travo minha mandíbula e a estrutura óssea do pálato. Minha respiração torna-se superficial e tudo na área do diafragma e costelas inferiores torna-se denso, estreito, imóvel, expectante, rijo, silencioso.

Quando tento fazer isso, mais e menos (Passo Três), experimento uma postura com muitas variações sutis, com a qual estou completamente familiarizado. Parece ser desse modo que me acerco do mundo e dos outros a maior parte do tempo. É uma espécie de desafio (Passo Um). Como organizo isso (Passo Dois)? Empino a cabeça para trás, comprimo o pescoço e o retraio, enquanto aumento a pressão da língua contra o pálato. Ao mesmo tempo, retraio os ombros e a caixa torácica. Quando exagero isso (Passo Três), sinto a musculatura lisa da língua e esôfago se contrair por todo o seu percurso até a barriga. Meus órgãos internos endurecem e pressionam para baixo. Comprimo mais e mais, até tornar-me um espasmo interno endurecido que esquenta. Tremo de dentro para fora. Posso manter isso para sempre. Quando relaxo, a descontração começa nos músculos da barriga e diafragma, relaxando o esôfago, soltando peito e axilas e estendendo os ombros. Isso amolece minha língua e move levemente o topo da cabeça para frente. O pálato, o cérebro e o pescoço amolecem. Depois disso, experimento uma soltura interna, uma sensação líquida nos olhos, como se lágrimas brotassem.

Quando pratico a sanfona, mais ou menos, com essa organização complexa, experimento três fases diferentes: uma na barriga, que comprime e abaixa; uma no peito, que está retraído e voltado para baixo; e outra na cabeça-pescoço-língua-olhos-pálato. Passo a passo, cada peça se articula com as outras para fazer um movimento total. Experimento uma expressão relaxada nas superfícies externas, desapercebida para o mundo. Há obstinação em meu movimento e intencionalidade, mas é um estado interno. Há medo inclusive, uma vigilância quanto a tudo que possa assustar, surpreender ou ferir-me. E quando relaxo um pouco, experimento uma soltura, um umedecimento dos olhos e tristeza. Estou triste, mas não posso deixar transparecer. Estou assustado, e não posso expressar. Estou furioso, mas devo me conter (Passo Três).

Reúno meu presente e meu passado, corporificados nesta postura. Fixo, endureço, aperto, foco internamente, congelo e espero. O presente e o passado se unificam nessa forma.

Depois de trabalhar comigo, parto para o mundo; mesmo em meus afazeres diários, essa experiência me acompanha. Sinto meus ombros subindo e minha cabeça afundando; assim, faço uma mudança sutil quando converso com um amigo (Passo Cinco). Pratico a reorganização dessa postura muitas vezes por dia e, a cada vez, apreendo mais aspectos sutis. Posso desestruturar minha postura de desafio, medo e espera, examinando cada situação por sua ameaça potencial ou possibilidade de rejeição. Isso é um trabalho lento, mas esperançoso.

Este caso mostra uma deficiência na reorganização. Morris usa os passos do COMO, mas continua se distanciando da reorganização interna de choro ou raiva.

3 porque o como funciona

TODO comportamento humano envolve imagens, sentimento, sensação, emoção e ação num processo em camadas. Os passos do COMO revelam esse processo em camadas e mostram como aquilo que parece simples é também complexo.

FORMAÇÃO

A vida tem um padrão e busca um padrão. Tudo que vive desenvolve, mantém e muda a forma. A vida é esse processo de formação. Essa tendência à forma é universal. Na linguagem da fenomenologia, formação é um imperativo absoluto da vida.

O impulso básico da vida não é duplicação, autopreservação por reprodução. Não é agressão, sexualidade, comunidade ou intimidade. O impulso básico visa a forma, tanto coletiva como individual. Sem forma, nossa identidade e nossas relações sofrem. A existência deixa de ter uma organização.

Formação exige organização. Organização é o COMO do processo formativo. As leis da organização não são casuais, elas têm uma ordem.

A história embriológica de cada pessoa ilustra o COMO da construção corporal. Há um processo que guia o desenvolvimento, do encontro inicial de duas células assim como sua multiplicação em trilhões de outras células que formam o corpo de um bebê: esse processo tem regras e procedimentos definidos. Descrevi isso em *In Defense of Heterosexuality*.

A formação continua após o nascimento. Crescer da infância para a condição adulta envolve mais do que uma proliferação de células. Geneticamente, nós recebemos um corpo, mas também formamos um corpo com nossa experiência e com o modo como nos usamos. O homem tem um cérebro que continua a crescer após o nascimento; a experiência afeta sua formação. Somos progressivamente adaptáveis, à medida em que crescemos, formando nossa experiência e sendo por ela formados. A vida diária vai dando carne à nossa experiência. A forma física manifesta nossas experiências invisíveis.

Há passos e procedimentos na formação. Certas condições devem estar presentes e outras devem ser estabelecidas para haver formação. Por exemplo, deve haver um certo pH e temperatura no útero para que ocorra a implantação, bem como certos elementos de nutrição para que o crescimento prossiga. Fora do útero, as condições devem continuar sendo favoráveis, com alimentação adequada, abrigo, contato emocional.

A tradição social, assim como a tradição genética, transmitem experiência. Os rituais de treinamento intestinal são uma introdução aos métodos da sociedade para aprendizagem do autocontrole. Para dominar essa aprendizagem devemos nos usar. A escolarização, da mesma maneira, é uma tradição que cria forma, exigindo que dominemos o conhecimento da sociedade.

O processo de formação integra e usa todas as nossas capacidades — imitação, desejo, sentimento, análise, imaginação, ensaio, recordação e projeção. Por meio dessas funções vivemos nossa existência biológica, emocional, psicológica e configuramos um mundo humano multidimensional.

Para compreender como você faz sua vida, não é importante perguntar sobre motivação (porquê), lugar (onde) ou o tempo (quando). Todas essas coisas se revelam na resposta à questão organizacional "Como faço isso?" ou "Como isso está acontecendo?". Os cinco passos são exercícios de pensamento imaginativo, emocional e muscular embebidos nas imagens visuais, auditivas, táteis, cinestésicas e proprioceptivas da existência somática.

PULSAÇÃO

A ação mais básica do ser vivo é a pulsação, um movimento de bombeamento como o da água-viva. Ela pode ser observada em todos os órgãos, em todos os músculos. Ela dá ao organismo sua capacidade de alterar seu próprio movimento.

Imagine uma água-viva deslocando-se pela água, espremendo e desespremendo. Quando em situação de perigo ou molestada, sua pulsação se acelera e ela se torna mais firme e nada mais rápido. Quando à vontade, a água-viva se espalha numa forma circular, balançando relaxada no oceano, com poucos ritmos contráteis perceptíveis.

O processo vital opera em ondas rítmicas de pulsação similares, ondas que podem desacelerar-se, imobilizar-se ou acelerar-se. Por meio da inibição, regulamos a amplitude, o volume e a freqüência das ondas de expansão e contração. No exercício do COMO usamos a inibição para aumentar o estímulo, a asserção e sua expressão em imagens e sentimentos que dão sentido à existência.

Os movimentos pulsáteis ajudam a circulação interna e aumentam a sensação interna e o sentimento. Experimentamos pulsação nos músculos e nos conteúdos dos tubos viscerais, coração, vasos sangüíneos e órgãos sexuais. A pulsação do sistema nervoso intensifica e modula a pressão hidráulica de inflar e encolher. Os fluxos hormonais de adrenalina, testosterona e estrógeno contribuem para o padrão pulsátil com produtos químicos que aumentam e reduzem a excitação.

A metodologia do COMO revela padrões pulsáteis, a configuração do pensamento, do sentimento e da ação. Se os padrões pulsáteis são fracos, os limites são fracos e temos dificuldade para criar forma. Ficamos subformados. Às vezes compensamos, segurando, contraindo, apertando para criar forma. Se os padrões pulsáteis são supercontrolados, os limites ficam também densos, ficamos muscularmente espásticos e não podemos nos mover livremente. Temos, então, excesso de forma.

A SANFONA COMO BOMBA

Como uma sanfona, o ser humano é um tubo oco flexível, com muitas câmaras que podem expandir e alongar, encolher e compactar, apertar e relaxar. Os músculos lisos das alças intestinais e seus segmentos em forma de bolsa movimentam líquidos por ondas de inchação e compactação, funcionando como uma sanfona. Músculos esqueléticos e superficiais contribuem para o bombeamento análogo ao da sanfona, como um halterofilista levantando peso. *"pumping iron"* é uma expressão corriqueira entre os halterofilistas, significando que seus músculos levantam peso como uma bomba. Músculos esqueléticos têm esta função de bomba atuando como um cilindro num motor a explosão.

A função-sanfona dos músculos lisos e esqueléticos gera uma percepção consciente de movimento. Nossas sensações são a marca da atividade neural que possibilita a auto-regulação. Quando nos movemos, as formas mutáveis das células criam pressões; esse aumento e redução da pressão é fundamental para o processo somático. Internamente, o bombeamento do encéfalo e da medula espinhal coloca diferentes áreas do sistema nervoso central em contacto para criar associações e imagens. Pressão leva superfícies a se reunirem. Proximidade e contato geram pressão. Amor, raiva, medo, sentimentos em geral estão relacionados à sensações de pressão.

O processo do COMO imita nosso modo natural de funcionar. Ao enfatizar padrões internos de apertar, pressionar, relaxar, adquirimos conhecimento sobre excitação, estímulo e sentimentos. Chegamos a compreender que um *continuum* de pressão e excitação nos conecta e separa, tanto do mundo que nos cerca quanto de nós mesmos. Essa peristalse conexão-separação, pressão e menos pressão regula as camadas com as quais organizamos respostas comportamentais.

> *A viagem formativa pretende pôr o self individual em contato com uma ordem maior.*

ESTÍMULO

Todas as criaturas vivas são excitáveis, são capazes de se estimular e capazes de ser estimuladas por outros. Esse estímulo pode ser observado na busca de alimento ou de parceiros sexuais, assim como no comportamento agitado de evitação ou de agressão. Estímulo tem seu pólo oposto, descarga e ação motora. Todas as criaturas exibem essa descarga e relaxamento. O acúmulo de excitação e emoção tem que ser expresso. Isso é evidente nos jogos infantis, nos lamentos de perda e dor, nos gritos e atitudes ameaçadoras quando um perigo se apresenta. Isso é experimentado no amor e na expressão emocional. Isso é também observado no ritmo dos animais cativos ou na agressão sexual de mamíferos excitados.

Estímulo seguido de relaxamento é um processo-chave da existência. Células incham e se dividem, o coração experimenta diástole e sístole; o cérebro se enche de idéias e se expressa na ação. Pessoas procuram estímulo que as levem a agir. Nós nos preenchemos com nossa própria excitação e procuramos modos de nos expressar. Quando não conseguimos encontrar meios de expressão, sofremos uma comoção ou simplesmente descarregamos nossa frustração.

O processo do COMO promove estímulo emocional e excitante, bem como sua expressão. Os dois primeiros passos do processo do COMO concentram a atenção em nós, em como aderimos à excitação, como nos conectamos com os outros, como usamos nossa excitação, como aceitamos ou inibimos o estímulo. O Terceiro Passo libera excitação e emoções aumentando ou reduzindo a inibição da sanfona. No Quarto Passo, correntes subterrâneas avivam a carne e a mente com sensações e emoções quentes, desejos vívidos deslocam-se para o exterior e para a forma. Luto e soluços de alívio sobrevêm, assim como sentimentos imprevisíveis e tempestuosos e ações antecipatórias. O Passo final diz respeito à nossa resposta a este processo: uma volta ao nosso padrão original de estímulo ou aprendizagem prática, para formar nosso estímulo de modo diverso.

Estímulo e inibição são os elementos essenciais para o autoconhecimento. Quando os reflexos tornam-se susceptíveis de auto-administração, acabamos com uma existência do tipo estímulo-resposta. Passamos a ter algo a dizer sobre nosso processo autoformativo; aprendemos com a experiência.

EXERCÍCIO DE AUTO-REFLEXÃO
ESTÍMULO

1. Como visualizo estar estimulado ou excitado? (Fora de controle, contido, eletrizado)

2. Como organizo meu estímulo, sustento-o, permito que se amplie e atinja todas as partes do meu ser?

3. Como posso aumentar ou diminuir meu padrão de estímulo?

4. Na pausa, como o patamar de estímulo me organiza?

5. Como uso essa aprendizagem? Volto ao meu padrão anterior de estímulo ou pratico viver num grau maior ou menor de excitação?

O PAPEL DO CÉREBRO

As três áreas do encéfalo — córtex, mesencéfalo, tronco encefálico — contribuem para aumentar a percepção consciente. Cada uma é um centro de regulação, podendo desenvolver configurações de ondas pulsáteis e torná-las mais curtas e mais intensas, ou mais longas e menos intensas. Cada área pode produzir curvas de estímulo modificado, ondas de ação discriminadas; ou curvas achatadas de hibernação. Quanto menor a complexidade da vida organísmica, mais rudimentares e primitivas são as ondas de motilidade. Quanto maior a complexidade da vida organísmica, maior a necessidade de coordenação e regulação.

Todo o espectro das funções cerebrais está envolvido no exercício do COMO. Com esse exercício, instruímos o cérebro com um movimento de *feedback*, em que os órgãos do corpo e as várias camadas do cérebro interagem. Dos níveis superiores do cérebro, dos lobos temporal e occipital provêm imagens e percepção de tempo. Na medida em que se intensificam as contrações musculares, os lobos parietais geram imagens musculares. Quando os músculos intensificam e depois relaxam, a área sensório-motora do cérebro responde. Os hemisférios cerebrais direito e esquerdo dialogam sobre as diferenças na atividade muscular. Assim é revelado o sentimento associado às contrações. Medo, raiva, prazer localizam-se no tálamo e hipotálamo. O cerebelo está ligado ao ajuste espontâneo à gravidade, postura ereta e orientação no campo gravitacional. Quando surgem correntes elétricas, ou o coração começa a se acelerar ou há estímulo sexual, estamos no nível do tronco encefálico e da medula espinhal — regiões inferiores onde experimentamos criação sem palavras ou símbolos. Na medida em que ascendemos dos movimentos inatos do tronco encefálico, sentimentos de prazer e gozo organizam o tálamo-mesencéfalo. Para encontrar modos de expressar esses sentimentos em gestos sociais apropriados, entabulamos um diálogo entre o córtex, com sua habilidade para diferenciação muscular, e o tálamo, com seus sentimentos. Esses passos de organização são a linguagem concreta de conhecimento sobre o *self*.

A principal função do cérebro é facilitar a seqüência dos eventos. O cérebro organiza os estímulos em várias camadas e graus pela geometria de sua forma. A densidade das fibras nervosas do afunilamento do tronco encefálico acelera impulsos. A estrutura curva do sistema límbico desacelera impulsos e faz com que se voltem sobre si mesmos. O córtex pulsante faz novas conexões, associando diferentes impulsos. O cérebro localiza estímulos e sabe como desvendar intenções. Ele informa o resto do organismo, mas sua função principal é como excitação e impulsos estão acontecendo. O cérebro é um componente do processo de formação, tanto quanto as demais partes do corpo.

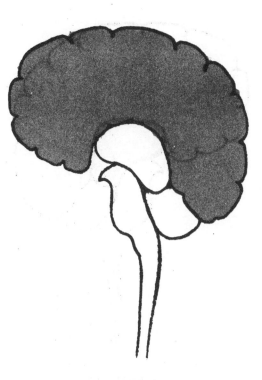

CÓRTEX
Camada social externa
O cérebro social

O cérebro pulsa. Seu padrão de pulsação ou motilidade orgânica aumenta e reduz pressão. Através da regulação da pressão, a motilidade é regulada para alterar o metabolismo, os movimentos de ida e vinda, a atividade hormonal e até padrões de pensamento. O cérebro pulsátil mantém o líquido dos ventrículos enchendo e esvaziando, colocando áreas do cérebro em relações mutáveis de troca.

INIBIÇÃO E O CÉREBRO

O cérebro não é um interruptor que liga e desliga. Nem uma central telefônica. O cérebro é um oceano vivo de correntes eletro-hormonais geradas pelo soma total, que inclui o próprio cérebro. O fluxo dessas correntes, viajando por nervos e músculos, acelera e desacelera o processo. Quando certos eventos internos desaceleram, outros eventos emergem.

Músculos, que sob certos aspectos são como nervos grossos, esperam impacientes para agir e têm que ser contidos. Essa contenção é inibição. A inibição de certas ações e eventos permite que outros emerjam. Ao inibir contrações musculares, nos tornamos capazes de articular medos ou perceber onde cometemos erros. Ao inibir respostas sexuais inatas, nos tornamos capazes de incrementar ternura ou nos tornar mais conscientes dela.

Your Body Speaks its Mind mostra que ser você mesmo, estar em ação reduz a autopercepção simultânea. Para ser consciente, você deve desacelerar, inibir seu processo. Então torna-se possível conhecer-se. Um dos paradoxos da vida é que espontaneidade, criatividade e desenvolvimento humano dependem da habilidade de ser não-espontâneo, de inibir respostas. O cérebro é um órgão estruturado para retardar ou parar. Parar é função de elaboração de uma ação mais diferenciada e refinada. Significa também prolongar um gesto, perpetuar uma conexão ou relacionamento, para que possa haver mais aprendizado. Por meio da inibição, habilidades físicas e emoções se desenvolvem. Ternura torna-se amor, raiva torna-se compaixão, fala torna-se canção.

A FUNÇÃO DA INIBIÇÃO

Inibição é uma forma de parar, conter, estabilizar. Certamente, inibição não é um ponto morto, que significaria morte. Conter ou desacelerar evita catástrofe. Não é apenas parar à beira do abismo, é também a contenção emocional que desacelera impulsos e ações que repetem o passado.

Inibição é uma forma de câmera-lenta, alterando o ritmo do metabolismo, a velocidade de uma ação e a direção de uma emoção. Paradoxalmente, inibição é espontaneidade. Parar estimula a emergência de outras ações e outros impulsos, a oportunidade de refletir sobre uma situação. Podemos ensaiar outras possibilidades. Imagens internas não seriam possíveis sem essa capacidade de conter a atividade.

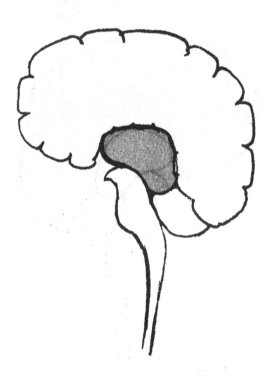

TÁLAMO-MESENCÉFALO
Camada muscular intermediária
O cérebro emocional e pessoal

Inibição é o cerne da auto-administração. Esse *continuum* de discriminação descontínua em ação é a sanfona em operação. O exercício do COMO acelera e cristaliza nossas respostas. Desse modo, ele forma uma existência interior.

Naturalmente, inibição a mais ou a menos pode nos aprisionar ou até matar, provocar superexcitação ou tédio. Uma postura de orgulho pode estar inibindo derrota ou menosprezo. Superioridade pode inibir o contato. Com excesso de inibição, desejos e sentimentos nunca emergem. Alternativamente, na falta de inibição, nossos sentimentos podem nos oprimir e aos outros.

O exercício do COMO ensina liberdade emocional por meio da inibição. Quando confrontado com a questão "Qual imagem você tem de si?", sua resposta deveria ser inibir, deter a ação e sentir a imagem da sua postura. Esse é o Passo Um. Experimentar como você se contém é impedir a ocorrência de outras possibilidades. O Passo Dois indica os eventos precisos de inibição muscular que mantêm sua postura. Inibição, aumento e redução de contrações, desaceleração da ação no Passo Três permitem o Passo Quatro, a emergência de padrões de sentimento suprimidos. O Passo Quatro é a etapa de controle voluntário mínimo da inibição. Nesse ponto, o movimento de aumento e redução, contração e expansão não é influenciado por decisão consciente. No Passo Cinco a inibição se torna seu maior mestre, dando suporte a novos padrões pela prática do controle voluntário e prevenindo que se volte com facilidade a padrões anteriores.

EXERCÍCIO DE AUTO-REFLEXÃO
INIBIÇÃO

1. Como visualizo a inibição? (Refreado ou não, impulsivo ou coibido)
2. Como me uso para ficar mais ou menos inibido?
3. Como faço para aumentar ou reduzir minha inibição?
4. Como espero, incubo, deixo a pausa me ensinar?
5. Como uso meu aprendizado para formar nova postura de inibição, ou volto à minha antiga?

MEMÓRIA MOTORA

Ao trabalhar com o COMO, a capacidade de invocar movimentos musculares simples é fundamental. O cerebelo, a porção principal do cérebro, tem a tarefa de reter e rememorar padrões essenciais de movimentos musculares. Similarmente, o tronco encefálico é responsável pelos músculos lisos das vísceras; o tálamo e córtex, pelos movimentos musculares emocionais.

O *self* é uma organização progressiva de contínuas ações musculares chamadas padrões motores. Esses padrões constituem um motivo condutor fundamental, sobretudo inconsciente, um padrão de percepção consciente muito similar

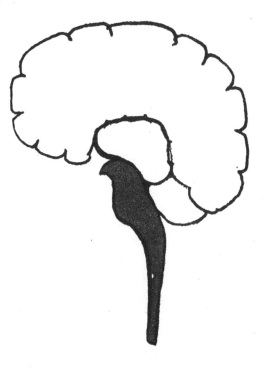

TRONCO CEREBRAL-CÉREBRO POSTERIOR
Camada visceral interna
O órgão do instinto
O cérebro da regulação

à intuição. Usamos nossos músculos, embora não saibamos que os estamos usando. Padrões de movimento muscular são a fonte da assim chamada memória. Pensamos em memória como uma coleção de imagens, situações e emoções, uma espécie de holograma do evento. Para produzir essa experiência holográfica evocamos um padrão muscular antigo, juntamente com suas associações emocionais. Ao re-experimentar esses padrões e associações, produzimos imagens internas para representar o evento.

Esta ação de evocar é memória motora. Por intermédio da memória motora o evento, evocado como um padrão de ação, funciona como um organizador para o nível seguinte de organização e comportamento. É isso que liga memória e consciência, assim como passado, presente e futuro.

Os passos do processo do COMO fazem uso da memória motora, intensificando a ação de pequenos grupos musculares em padrões macroscópicos de ação. Evocamos os padrões mínimos de memória motora já presentes de forma intensificada. A ação muscular resultante é antiga e contemporânea. Os novos padrões de comportamento que estabelecemos com os exercícios do COMO são construídos sobre nossa experiência do passado no presente.

porque o como funciona 43

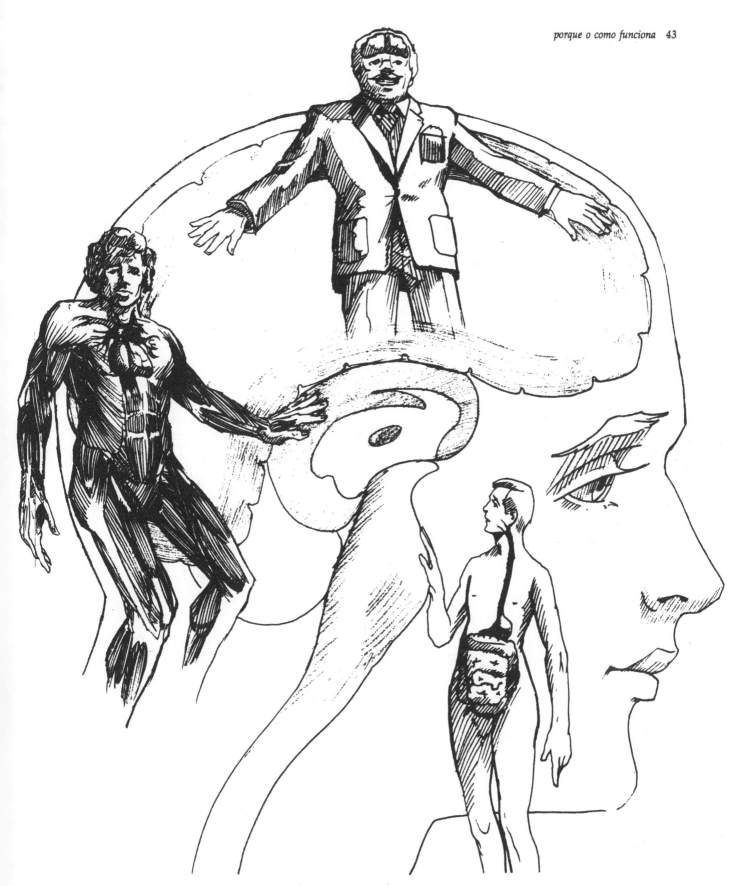

AS CAMADAS DO CÉREBRO E SEUS SISTEMAS
SIMBÓLICOS DE ÓRGÃOS ASSOCIADOS

4 *vida interna*

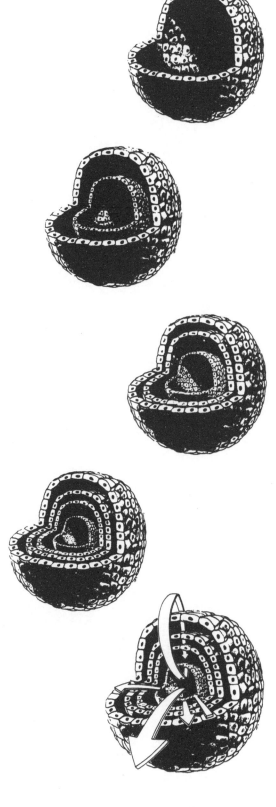

O HOMEM TENTA dar uma linguagem à experiência interna usando, como analogia da experiência humana, objetos externos; por exemplo, pinturas rupestres e tótens ou máscaras e roupagens para indicar que se sente como um animal. Narrativas e poemas, mitos e sonhos são usados para expressar significados biológicos internos, nascimento, gestação, crescimento e morte. São tentativas de captar uma dimensão da existência diferente da orientação externa dos sentidos. O conceito dos Cinco Passos continua essa tradição.

A percepção de uma dimensão interna esclarece a dinâmica de múltiplas camadas dos ambientes vivos — famílias, situações sociais, individuais. Romancistas e dramaturgos trabalham com essa dimensão interna quando abordam conflitos da vida individual. Essa dimensão interna é um tema fundamental da literatura moderna.

A linguagem da experiência interna difere muito daquela do mundo externo; ela usa um vocabulário diferente. O mundo das imagens, sentimentos, memórias e ações tem regras inteiramente suas. O processo do COMO é um modo de compreender a conexão entre organização interna e comportamento externo. O desafio é achar um vocabulário que descreva o que parece estar além da psicologia e da biologia, mas, ao mesmo tempo, as inclua. A voz da vida interna, expressa como experiência, conhecimento e comportamento, é a voz de uma organização em camadas. O exercício do COMO desenvolve uma linguagem para a experiência, abre um canal através do qual o processo pode falar. A fisicalidade dessa abordagem cria conexões entre o invisível e o visível, entre sentimento interno e comportamento manifesto. Ao vivenciar essas conexões, você vai descobrir que não há separação ou lacuna entre eles; eles são aspectos de um *continuum* de experiência vivida.

ESTRATIFICAÇÃO DA EXPERIÊNCIA
Os Cinco Passos como fenômeno superfície-profundeza
O processo de organização e desorganização

CARÁTER

O caráter manifesta uma organização consistente, uma lógica interna com seus modos próprios de expressão, emoção e ação. É o comportamento pelo qual você é reconhecido. Sua estrutura é o sumo da história emocional pessoal, assim como determinismo genético universal.

O caráter, como toda estrutura, tem camadas que funcionam para sobrevivência e manutenção, proteção e nutrição, crescimento e reprodução. Essas camadas podem ser identificadas no cérebro como tronco cerebral, mesencéfalo e córtex, e, em todo o corpo, como pele, músculo, vísceras, líquidos e osso. Com o exercício do COMO você experimenta camadas de estrutura e sua conexão com caráter.

EXERCÍCIO DE AUTO-REFLEXÃO
CARÁTER

1. Qual é o comportamento pelo qual me reconheço ou os outros me reconhecem? (Amistoso, voluntarioso, cordato, sério)

2. O que faço fisicamente para estruturar esse comportamento?

3. Como posso estruturá-lo mais ou menos?

4. O que me acontece depois que faço isso?

5. Como uso essa aprendizagem?

RELACIONAMENTOS E OS CINCO PASSOS

Embora o foco principal deste livro seja o trabalho consigo mesmo, está implícito que os outros estão envolvidos. Em última instância, vivemos e morremos com os outros. Assim como nosso modo de funcionar afeta os outros, os outros, por sua vez, nos afetam. Ao longo do trabalho com nosso processo somático-emocional evocamos os relacionamentos interpessoais do passado, presente e futuro. Como conseguimos criar proximidade ou manter distância, partilhar ou guardar nossos sentimentos, faz de nosso processo um evento humano de cordialidade ou frieza.

Cada pessoa forma uma dupla relação de contato e conexão consigo e com os outros, mesmo ao manter separação e diferenciação. Impulsos e desejos brotam, exigem autocontrole e, depois, contato com os outros para serem satisfeitos. Como resultado das agressões que tenhamos sofrido, várias situações podem existir — nos ligamos aos outros, mas nos perdemos; nos ligamos de modo solipsista conosco e perdemos contato com os outros; vivenciamos desejos incontroláveis e nos tornamos vítimas desses impulsos; estabelecemos contato com os outros mas acabamos sendo manipulados por eles. O método dos Cinco Passos é o ritual para estabelecer contato, manter conexão, administrando nossos próprios sentimentos e necessidades.

Com os Cinco Passos podemos saber como criar conexão e contato para estar com os outros. Há um ritual para estabelecer conexão e contato que permite o manejo de proximidade e distância, sem que percamos o controle de nossas próprias necessidades e sentimentos. Cada um de nós parte da necessidade de conexão com os outros. Esse contato pode ser baseado em necessidade instintiva, imagem social ou escolha pessoal. Há quem organize rituais para negar isso, substituindo contato pessoal por dever e obrigação.

O Passo Um é a imagem, o papel ou postura, como nos conectamos com os outros, corporificados em uma postura de proximidade ou distância. Os Passos Dois e Três consistem no modo como nos estendemos para o outro e nos recolhemos em nós, nos aproximamos ou nos afastamos, fundimos ou desgrudamos. Somos obedientes e passivos, rebeldes e desafiadores? No Passo Quatro, entramos no mundo visceral dos papéis e ações não-imagísticos, em conexão conosco e com os outros em nível profundo. Nesse estágio, estamos prontos para formar outro nível de relacionamento, seja para expandir ou retrair contato e conexão. Isso se concretiza no Passo Cinco.

Cada um desses estágios propõe desafios que afetam o modo de nos relacionarmos, provocar ou resolver conflitos. Alguns podem ficar imobilizados na tentativa de se relacionar em conformidade com imagens de segurança e adequação. Suas próprias necessidades ficam submersas. Ou, alternativamente, se exteriorizam impulsivamente, incapazes de controlar ou direcionar seus impulsos, a ponto de desgastarem a si e aos outros. Podemos inibir, interferir em nossos impulsos até nos transformarmos em puro espasmo de depressão, isolados e solitários. Ou, por falta de inibição, virarmos sonhadores informes, descontrolados, vivendo em nossa fantasia do Estágio Quatro. Talvez estejamos sempre tentando ser a pessoa correta ou mudar o mundo; nos tornamos um fluxo contínuo de conexão, sem nunca nos definirmos.

> *O segredo da transformação é superar o antigo e construir o próprio caminho, meta da maturidade*

EXERCÍCIO DE AUTO-REFLEXÃO
RELACIONAMENTO INTERPESSOAL

1. Qual é minha imagem de fazer contato ou de me ligar aos outros, ou de responder às suas tentativas de contato? (Quero proximidade ou distância? Em que grau? Tomo iniciativas de contato ou apenas respondo às tentativas dos outros?)

2. Como organizo minha imagem, papel ou postura em relação ao contato e à conexão?

3. Como inibo essas imagens, papéis e posturas?

4. Como tolero uma ligação não habitual comigo e espero até que se forme uma nova imagem de contato?

5. Como regulo meu contato com os outros, de um modo novo, como me permito ser configurado por suas solicitações, tanto quanto configurar seu contato comigo?

SENTIMENTO E FORMA

Sentimentos resultam de pulsações celulares, metabolismo, correntes citoplasmáticas, motilidade interna. Para alcançar satisfação organísmica, os sentimentos devem ser organizados de modo a ir construindo vínculos e caminhos entre a organização líquida e o comportamento muscular. Uma das funções dos sentimentos é comunicar estados organísmicos profundos, como fome, amor, dor. A segunda função dos sentimentos é organizar estados de percepção consciente e ação. Criando continuamente organização, buscando expressão, o sentimento torna-se forma. Forma e sentimento são, assim, um *continuum* da liquidez à solidez, da experiência interna à expressão externa.

No crescimento, tomamos forma mediante a configuração de nossos sentimentos. Quando, em crianças, fomos intimidados ou criticados pelos adultos, afundamos, nos retraímos, encolhemos, nos apequenamos. Criamos uma forma que comunica pequenez ou humilhação. Ou, então, respondemos ao criticismo com desafio, rebelião, raiva ou desprezo, repelindo o ataque com retesamento e endurecimento. Portanto, o sentimento cria nossa forma, enquanto nossa forma mantém certos sentimentos intatos.

Escolas e outras instituições também compreendem essa conexão bem demais. Elas nos ensinam que, para prestar atenção, nossos sentimentos devem ser silenciados, para possibilitar concentração em uma autoridade externa.

Essa forma é criada ficando-se estático, endurecendo o pescoço, focalizando os olhos e firmando a cabeça. Ao aprender essa forma, descobrimos que impulsos e desejos emudecem. O exército treina os soldados numa postura — peito para fora, barriga para dentro, coluna rija e nádegas contraídas — para controlar as sensações de medo.

Esse fenômeno do *continuum* de sentimento e forma é o cerne da compreensão da natureza da vida emocional. Como adultos, achamos que nossos sentimentos têm poucos canais de expressão porque, ou nossos pais e a sociedade não tolerariam esses sentimentos ou porque eles nunca surgiram. Alternativamente, nossa forma continua a invocar sentimentos que não têm mais lugar, como obediência à autoridade ou sentimentos de pequenez. Ou nos encontramos em papéis aprovados socialmente, com pouco sentimento que possamos chamar de nosso.

Atualmente, muitos insistem em que a expressão de sentimentos é básica. Entretanto, a que sentimento se referem — sentimentos baseados na realidade atual ou sentimentos baseados no passado? Enquanto os adultos expressarem sentimentos infantis, os sentimentos adultos nunca se desenvolverão. Os sentimentos servem para estruturar uma situação. Quando os sentimentos representam algo inacabado do passado, seu impacto presente é neutralizado. Para alguns, por exemplo, raiva é apenas uma resposta emocional para reestruturar uma situação comum. Para outros, a frustração cotidiana gera raiva automaticamente e perpetua memórias infantis de impotência. A metodologia do COMO pode desorganizar a raiva e a prontidão interna para o combate, e permite que sentimentos de frustração incubem até que outros sentimentos emerjam. A capacidade de conter sentimentos é tão importante quanto a capacidade de expressá-los.

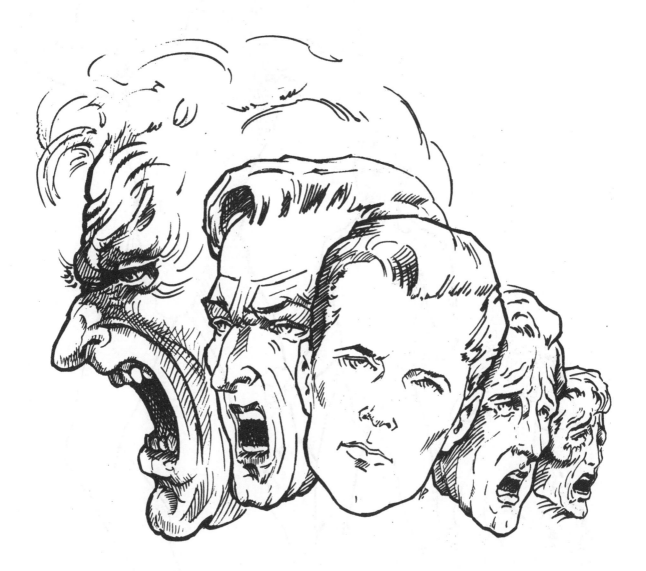

A CONTINUIDADE DA EXPRESSÃO EMOCIONAL
Como sentimento muda a forma

50 *corporificando a experiência*

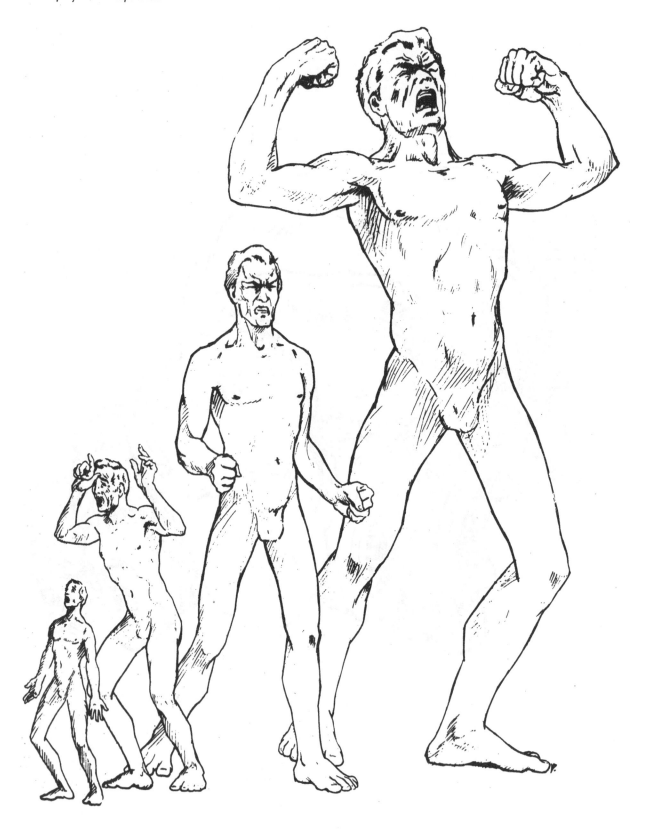

A CONTINUIDADE DO GESTO EMOCIONAL
  Da compressão à inflação
  Do encolhimento ao ataque
  Da subforma à superforma

Outro problema são os sentimentos sem canais de expressão. Alguns sentem necessidade de chorar, mas não o fazem. A memória diz "Seja adulto", "Você agora é um homem (ou mulher)", e, assim suprimem o sentimento sufocando-o. Estão presos em uma organização antiga, sem meios de viver plenamente seu sentimento chorando ou desmanchando a prontidão-para-o-choro.

O sentimento é um *continuum* de intensidade que requer mais e mais níveis de organização. Mas sentimento também depende da forma. Há uma relação de reciprocidade entre a diferenciação da forma e a intensidade do sentimento. Os Cinco Passos servem para cristalizar esse *continuum* da organização sentimento-forma e ajudar quando essa organização não for apropriada. Estabelecendo reciprocidade entre forma e sentimento, o exercício do COMO mantém o frescor do sentimento e a diversidade de sua expressão. A conexão secreta entre forma e sentimento, um dos mais profundos mistérios da existência humana, se revela.

IDENTIDADE EMOCIONAL

Emoção é comportamento. Raiva, fúria, terror, prazer, alegria — todos têm uma forma muscular e visceral definida e requerem um padrão de ação organizado. Uma vez identificado o padrão de uma expressão emocional organizada, ele pode ser reorganizado.

EXERCÍCIO DE AUTO-REFLEXÃO
IDENTIDADE EMOCIONAL

1. Qual minha qualidade emocional mais marcante? (Alegria, tristeza, raiva, resignação, amargura)

2. Como organizo essa emoção?

3. Como a intensifico ou desintensifico?

4. Como permito o brotar de outra emoção?

5. Como moldo novas qualidades emocionais ou volto ao que é familiar?

A DEFESA CONTRA A VERDADE EMOCIONAL

Todos querem evitar dor e agressão, rejeição e inferiorização. No exercício do COMO, você descobre como se defender somaticamente das agressões passadas. Defesas baseadas em desapontamentos e rejeições emocionais do passado impedem respostas emocionais diretas e configurações no presente. Reações defensivas tornam-se auto-imagens, como, por exemplo, "Sou invulnerável", e fazem parte de como o desempenho é organizado. "Vou ter um desempenho perfeito, com a coluna reta e uma coordenação impecável." Muitas vezes, o medo impede novas tentativas de organização. A espera também é uma defesa. Protelação evita ter que se mover novamente para o mundo.

EXERCÍCIO DE AUTO-REFLEXÃO
DEFESA EMOCIONAL

1. Como me defendo da repetição de agressões passadas? (Endureço, sorrio, ameaço, cedo)
2. O que faço para criar essa postura?
3. Como posso desfazê-la exagerando para mais ou menos?
4. O que acontece quando fico à espera?
5. Posso estar presente sem minhas antigas defesas ou preciso voltar a elas?

UMA REALIDADE EM MÚLTIPLAS CAMADAS

Nossa configuração é uma realidade em múltiplas camadas; cada camada é uma estrutura de realidade interna e externa. Uma dessas camadas é impessoal, genética, não-volitiva. Uma outra é social, tradicional, imitativa. Outra ainda é pessoal, subjetiva, volitiva. Denomino estas três camadas: pré-pessoal, pós-pessoal e pessoal.

A pré-pessoal é herdada, experiência genética — anatomia, gênero — e apetites. Isso nos é dado pela existência. A pós-pessoal representa a tradição — experiência de família, escola, trabalho, sociedade, cultura. Somos treinados nos papéis de todos esses mundos e os praticamos, imitamos, perpetuamos e aperfeiçoamos. A camada pessoal, enfim, representa nosso modo de nos corporificar, como nos apoderamos das experiências pré-pessoais e pós-pessoais, dando-nos identidade pessoal, usando-nos para nos dar forma pessoal e particular.

Essas camadas formam o que chamamos de nosso *self*. Temos uma forma instintiva, uma configuração que a natureza plasma para expressar gênero e garantir a sobrevivência adulta. Como formamos nossos instintos ou como eles nos formam pode ser observado na configuração e no comportamento que adotamos. Como a sociedade nos forma polidos, competitivos e racionais também pode ser observado nas formas, papéis e posturas que adotamos em público, com estranhos, amigos, no trabalho, quando estamos com os outros. Então é um *self* construído, uma organização de eventos cristalizando as experiências desses dois mundos. Nossa camada pessoal procede, então, como uma resposta única, individualizada, a essas outras camadas.

CONTATO E CONEXÃO ENTRE CAMADAS

Há uma poderosa relação entre as três camadas — a pré-pessoal, a pós-pessoal e a pessoal. Como essas camadas se conectam e se comunicam é o objeto do processo formativo e, em particular, dos Cinco Passos.

Conexão e contato entre as camadas nos dão uma representação de nós mesmos, um sentido de "eu" ou "mim". Se nosso processo for objetivado, exteriorizado, distanciado, torna-se "não-eu". Distanciar as experiências de cada uma de nossas camadas nos leva a acreditar que somos diferentes de nosso *self* formativo. Começamos a acreditar nessa imagem interna estereotipada e objetivada, como se correspondesse ao nosso *self* real. Nós então "temos um *self*" em vez de sermos um "processo criador de *self*".

Cada camada pode exercer muito ou pouco controle. Se a camada social tiver controle excessivo, ficamos supercivilizados, robotizados. Se a camada social tiver pouco controle, nos tornamos vítimas do impulso. Se o *self* pessoal não está formado, nos superidentificamos com os condicionamentos sociais ou com nossos impulsos e imagens instintivas. Por outro lado, podemos nos supercontrolar, a ponto de perder contato com o pré-pessoal, e acabar autocentrados. Em alguns, a camada externa pode esmagar a camada interna por estar superexcitada. Em outros, o instinto e o *self* pessoal podem tornar-se selvagens devido a uma camada externa informe.

Os Passos Dois e Três do método dos Cinco Passos, organização e desorganização, estabelecem conexão e contato entre nossas próprias camadas e as formas que as tornam possíveis ou inibem. Os Passos Dois e Três, organização-desorganização, expansão-contração, intensificação-desintensificação, abrem passagem para ação reflexa e voluntária, indicando como contato e conexão são feitos ou formados.

Os Passos Dois e Três geram sensações e sentimentos, aumentam e reduzem o fluxo de mensagens proprioceptivas produzidas pela mudança na configuração de músculos e órgãos, e, por isso, constroem uma nova imagem corporal. Quando focalizamos os limites do nosso mundo somático contactamos, intensificamos, estruturamos e desestruturamos e, com isso, aprofundamos nossa experiência das camadas. Esse processo de cooperação mente-cérebro, mente-músculo é um diálogo por meio do qual o organismo ensina, a si mesmo, como fazer o impessoal ou o coletivo pessoal.

Ao trabalhar com esse método descobrimos as camadas de nosso processo — da postura à atitude, à expressão, a formação de expressão. Das pulsações involuntárias vamos à organização pessoal de sentimentos e emoções, a formas de ação e significado. Desorganizamos o inato e reorganizamos uma expressão íntima mais complexa. Partimos do desempenho para inibir desempenho, para desmontar desempenho e para reorganizar desempenho.

54 *corporificando a experiência*

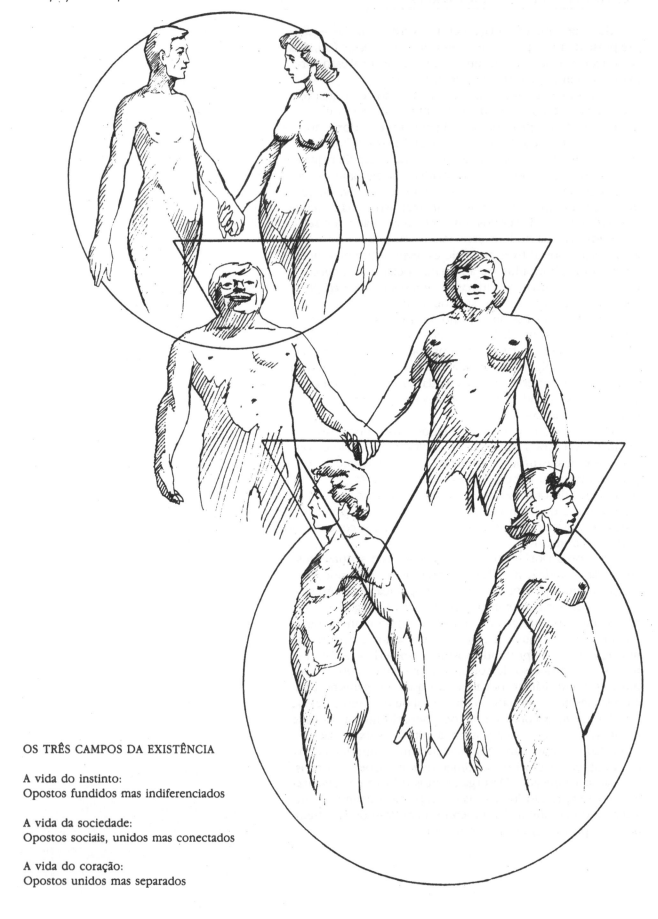

OS TRÊS CAMPOS DA EXISTÊNCIA

A vida do instinto:
Opostos fundidos mas indiferenciados

A vida da sociedade:
Opostos sociais, unidos mas conectados

A vida do coração:
Opostos unidos mas separados

No plano pré-pessoal
vivenciamos os Cinco Passos
como algo nosso, mas algo
que acontece naturalmente,
um dom da natureza,
que é.

No plano pós-pessoal,
vivenciamos processo
como pertinente aos outros;
sociedade, instituições,
o estado, nossa família.
Nosso processo é compartilhado,
deles e nosso;
ele é a socialização
da biologia.

No plano pessoal,
o processo é vivenciado
como propriamente nosso;
nos outros planos,
o processo nos possui,
mas aqui nós possuímos o
processo.
A experiência é nossa.
Ele é a personalização
da biologia.

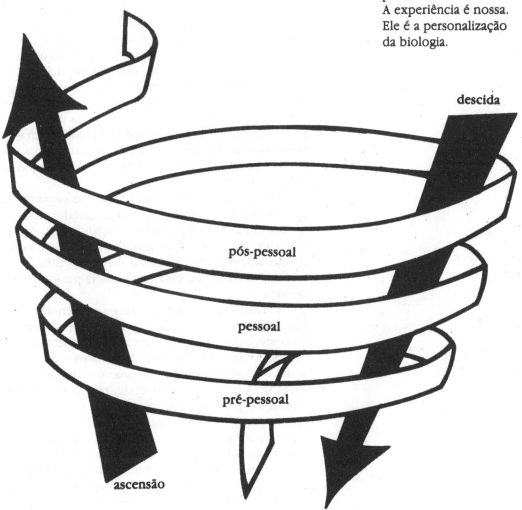

A CONEXÃO DOS TRÊS CAMPOS:
A ORGANIZAÇÃO DO *SELF*

EXERCÍCIO DE REFLEXÃO PESSOAL
CONTATO E CONEXÃO ENTRE AS CAMADAS

1. Qual de minhas camadas experimento superativa ou subativa? (Instintiva, social, pessoal)
2. Qual é a organização física desta super ou subatividade?
3. Como intensifico essas organizações?
4. Como faço uma pausa, torno-me receptivo, permito que outra camada tenha voz?
5. Como aplico o que aprendi?

O PAPEL DA CORRENTE PULSÁTIL

O oceano de sensações oriundas dos ritmos da pulsação é nossa matriz, uma geometria que as células do cérebro organizam em configurações que representam os níveis pré-pessoal, social e pessoal.

A pulsação é o *self* básico. É uma corrente ondulante que gera desejo, sentimentos, idéias, ações. Pulsação é uma herança pré-pessoal. Ela ergue uma camada externa numa membrana e continente, separando o exterior do interior. Desse modo, a corrente estratifica-se e o exterior pode falar com o interior. Nasce assim o *feedback*, diálogo, solilóquio. Emerge a dimensão humana. O exterior em diálogo com o interior cria uma resposta que estabiliza nossas associações e memórias, conceitos e ações e nos dá um senso de pessoal. Essa formação de um *self* individual é uma operação monumental. Formação de outra camada regula uma existência dual e personaliza a vida impessoal. Temos agora uma tríade em vez da díade.

Das pulsações protoplasmáticas, ou organizações vivas básicas, formamos uma morfologia cinética. Esse movimento, organizando configurações, expande essa experiência de suas camadas, e cria finalmente uma personalização própria. Nossas respostas não são mais meros apetites ou puros comandos sociais, mas uma experiência pessoal de formação de vida.

O *continuum* pulsátil é uma experiência básica da vida, que organiza e desorganiza estruturas que a representam. Isso é revelado nos Cinco Passos. Intensificação e desintensificação acarretam memórias de eventos, ações e situações, e assim recriam um espaço em que o ontem se expande no amanhã. Ao tornar-se uma onda, repetitiva onda peristáltica circular, o processo pulsátil organiza forma e assimila os conteúdos de seu meio para destilar e transferir esses conteúdos para si mesmo. Essa autogeração é o próprio *self* protoplasmático, morfologia cinética, configuração emocional. É desejo em movimento, organizando ânsias e experiências da existência em configurações que perduram e se comunicam. Nosso senso de "eu" torna-se um processo semovente, formando e reformando a configuração do *self*.

O EXERCÍCIO DE PRESSÃO

Pressão é inerente a todo desempenho. Quando solicitados a realizar uma tarefa, geramos pressão em nós. "Pare de chorar", "Comporte-se", são exemplos. Para fazer essas coisas temos que nos pressionar, conter nossos impulsos, inibir nosso próprio modo de fazer algo. Podemos nos sentir ameaçados por nossas ânsias, nossas respostas, raivas, tristezas, sentimentos sexuais. Tentamos nos encaixar em uma imagem que os outros aprovem. Criamos pressão nas diferentes camadas — socialmente, pessoalmente, instintivamente. Inibimos uma forma para facilitar outra.

Eis um exercício simples para experimentar a realidade das camadas e os Passos Dois, Três e Quatro. Pressione ou aperte sua cabeça. Como você faz isso? Pressione mais. Agora, suavize um pouco. Como você faz isto? Aperte mais forte, inclusive os olhos. Agora solte. Pressione mais sua cabeça incluindo boca, cérebro, pescoço. Faça com que tudo fique mais contraído, mais ainda, depois menos, depois mais, depois menos e depois o mais forte que puder — um nó de contração. Agora solte um pouco, desfaça o que você criou, solte um pouco mais, faça uma pausa, espere, então relaxe toda tensão. Repita a seqüência de todos esses passos, várias vezes.

Neste simples exercício você organiza forma como pressão e desorganiza forma retirando pressão. Enquanto estiver fazendo isso, poderá reconhecer a forma social, a camada externa, o primeiro retesamento como restrição, máscara social, obediência, concentração, desempenho; o segundo nível, ou camada média, como cautela, perigo, controle de raiva; e o terceiro, ou camada pré-pessoal, como choque profundo, hibernação, reflexo de terror. À medida em que você desorganiza, estará desorganizando choque, cautela e restrição. À medida em que for aprofundando o exercício da pressão, com a cabeça, com o peito ou com a pelve, você reconhecerá pressão, mais pressão, menos pressão; forma, mais forma, menos forma; camadas social, pessoal e instintiva. Você forma uma experiência do *continuum* pulsátil e descobre que organização e forma se relacionam à medida em que você se desloca do controle social para o controle pessoal, para o controle reflexo.

IMAGEM SOMÁTICA

A imagem somática é uma forma anatômica ou comportamental. Os músculos esqueléticos são responsáveis pela postura, papéis sociais aprendidos e gestos instintivos. Eles compõem um leque de sensações que criam uma imagem corporal, uma imagem somática externa. Os padrões de motilidade visceral fazem surgir sensações que estabelecem uma imagem somática interna.

Toda imagem somática tem tanto um aspecto interno quanto externo. Há uma parte voltada para o mundo e outra que só se pode reconhecer do interior. Por exemplo, os gestos de raiva — um punho fechado, gritos — são imagens

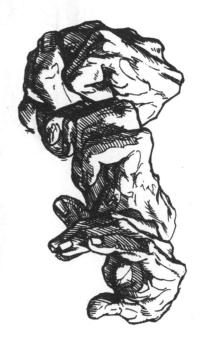

PRESSÃO
Aumento e redução

58 *corporificando a experiência*

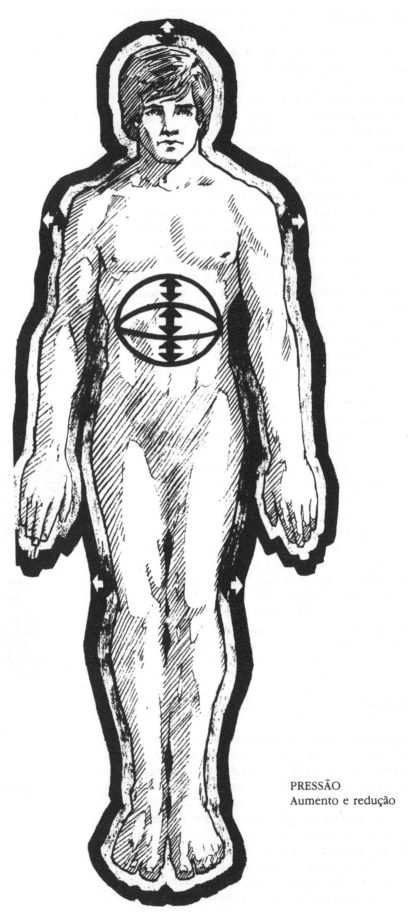

PRESSÃO
Aumento e redução

externas que sinalizam luta ou fuga. Internamente, a adrenalina e a pressão sangüínea aumentam. As formas sexuais masculina e feminina são imagens somáticas com manifestações externas e internas. Externamente, a organização da postura do corpo, músculos e expressões produz imagens que outros entendem e às quais respondem. A imagem somática do outro indica suas intenções, assim como seu estado interno.

Internamente, nos comunicamos por intermédio de imagens. Há certos padrões bioquímicos reconhecíveis, tais como as configurações hormonais do estímulo sexual, raiva ou medo, que informam o cérebro e o resto do organismo sobre a necessidade de organização apropriada. Explosões de adrenalina transformam a química interna e a geometria molecular de um estado de repouso em estados assustadoramente intensos.

Imagens internas e externas comunicam-se, embora muitas vezes as separemos por negação e conflito. O interior é assustador, mesmo que o exterior pareça tranqüilo e reservado. O coração pode estar disparado e, mesmo assim, podemos nos manter imóveis, rosto impassível. A mensagem interna "fique quieto" ou "esteja pronto para fugir" tem expressão externa de imobilidade.

A imagem somática, então, compreende sensações orgânicas internas e configurações emocionais, assim como posturas corporais e atitudes. Uma imagem somática mostra não apenas o universo que você é, mas também revela quem você é.

EXERCÍCIO DE AUTO-REFLEXÃO
IMAGEM SOMÁTICA VISÍVEL

1. Qual é minha imagem somática visível persistente? (Confiante, reservado, descontraído, retraído, arrogante, submisso)

2. O que faço muscularmente para organizar essa imagem-sentimento somática?

3. Como posso intensificá-la mais ou menos?

4. O que acontece quando desestruturo minha postura somática habitual?

5. Como me uso para formar uma imagem somática diferente ou como volto à minha anterior?

EXERCÍCIO DE AUTO-REFLEXÃO
IMAGEM SOMÁTICA INTERIOR

1. Que imagem somática mais consistente reconheço do interior? (Agitado, calmo, inflexível, exposto, leve, pesado)

2. O que faço para organizar essa imagem-sentimento somática?

3. Como posso torná-la mais ou menos intensa?

4. O que acontece quando paro e inibo minha forma somática interna habitual?

5. Como volto à minha imagem somática interna original ou como me uso para formar uma outra?

DESENVOLVENDO UMA VIDA INTERNA

Muitos de nós não percebem sua experiência interna; nem acredita ter em si "o reino do céu". Vivemos nossas vidas por meio de imagens públicas e ações externas. Nos identificamos com desempenho social, não com uma verdade interior. A moderna vida industrial encoraja o desenvolvimento do exterior. Para muita gente, vida interior é um luxo. Para elas, a capacidade de atuar externamente reforça auto-estima, identidade e segurança; a necessidade de um espaço interno bem desenvolvido não é igualmente reconhecida. Para resolver os problemas da vida diária é preciso criar e defender um espaço privado.

Os Cinco Passos criam uma vida interna. No Passo Três, quando desconstruímos a forma, criamos uma pausa, um fôlego, uma junção sináptica esperando a construção de impulsos. Quando isso acontece, estamos em pleno Passo Quatro, processo primário. Partindo do córtex eles provocam as emoções do mesencéfalo ou os processos básicos do tronco cerebral. Nessa pausa, sentimentos e sensações internas predominam, as cenas e os símbolos se reduzem, e *insights* e imagens confluem como padrões de ação motora. Esse hiato organiza novas respostas às situações.

A aprendizagem se dá através da ação direta — fazemos algo — e a mente auto-reflexiva percebe o que foi feito e o pratica repetidas vezes. Ou, então, apresentamos ao centro interno de auto-reflexão uma imagem onírica de um comportamento anterior já delineado. Todo o sistema muscular imita a imagem, organizando um comportamento, que então praticamos. Podemos reconsiderar um problema, reorganizar o que vamos fazer com ele ou encontrar um modo de nos reorganizar.

O ponto fundamental é como criamos um espaço e esperamos pela organização de uma resposta. Essa resposta vem à luz para sermos quem somos. Construímos um interior, um dentro, uma forma corporal não conferida pelo nascimento. Essa dimensão interna é o que os movimentos religiosos concebem por criar uma alma ou encontrar um *self* espiritual. Há um momento de polarização e conflito em nosso espaço interior, em que criamos uma nova organização, organização que não existia antes.

EXERCÍCIO DE AUTO-REFLEXÃO
CRIAÇÃO DE UM ESPAÇO INTERNO

1. Como crio um espaço interno? (Paraliso a ação externa, converso comigo, silencio meus sentimentos habituais)

2. Como faço isso muscularmente?

3. Como intensifico ou desintensifico isso?

4. Como faço uma pausa, espero, permito que algo se crie?

5. Volto à minha atividade habitual ou pratico criar a forma que acabei de aprender?

O *CONTINUUM* PROFUNDIDADE-SUPERFÍCIE

O exercício do COMO conecta interior e exterior e explora os vários níveis e camadas da existência. Muitas vezes, pensamento e sentimento parecem não se relacionar. Fazemos coisas sem saber porque as fazemos. O que fazemos parece desconectado das sensações corporais internas, imagens ou autopercepção.

O processo somático é um *continuum* de imagens: das configurações moleculares através de padrões neurais e hormonais, aos gestos musculares que se tornam atos sociais. Esse processo em múltiplos níveis move-se do interior para o exterior ou da superfície para nossas profundezas. Há um *continuum* de conexão do nível bioquímico para o nível muscular, do subjetivo para o concreto. As imagens variam entre corpo externo e corpo interno, lentas ou velozes, arquetípicas ou pessoais, dadas pela natureza, aprendidas socialmente e, enfim, imagens decorrentes de auto-seleção. Nós muitas vezes isolamos a mente do corpo, em vez de aceitar esse *continuum* do processo vital, as múltiplas camadas da existência.

Os Cinco Passos começam no exterior, na superfície externa de localização, diferenciação e controle, onde sociedade e racionalidade imperam. Depois se dirigem às camadas médias ou órgãos e músculos, onde autocontrole e volição dominam e, enfim, mergulham nas misteriosas profundezas do Passo Quatro, onde Deus impera. Há aqui uma mistura de globalidade, imprevisibilidade, espontaneidade, assim como ordem e forma. Dessa camada interna voltamos à superfície.

EXERCÍCIO DE AUTO-REFLEXÃO
O *CONTINUUM* PROFUNDIDADE-SUPERFÍCIE

1. Em qual camada penetro no *continuum*? (Papéis exteriores ou imagens internas)

2. Como crio organização interna ou externa, ou a perpetuo?

3. Como intensifico ou desintensifico essa organização, desestruturo meu ponto de partida e experimento seus aspectos profundos?

4. Na pausa, como dou voz a outros aspectos de minha organização (sonhos, associações, *insights*, sentimentos)?

5. Como uso esse aprendizado? Volto ao ponto de partida habitual ou incorporo, com a prática, mais de mim?

DESCIDA E ASCENSÃO

Um corolário desse *continuum* interior-exterior é a metáfora de descida e ascensão, a viagem mitológica ao mundo inferior e o retorno. No âmbito individual, é o movimento entre a vigília e o sono, ou entre estar deitado e em pé. Como elaborei em meus primeiros livros, *The Human*

Ground e *Your Body Speaks its Mind*, a posição vertical é uma resistência à força da gravidade. Além disso, cada postura individual também reflete a história emocional, de como fomos tratados quando crianças, com medo ou vergonha, alegria ou terror.

Nos Cinco Passos do exercício do COMO, descemos e ascendemos; viajamos para baixo, descemos nosso centro de gravidade, voltamos ao mundo pélvico-abdominal e então tentamos subir novamente. O Passo Um começa com uma imagem ereta. O Passo Dois revela como conservamos essa imagem intacta. No Passo Três, começa a descida ao mundo inferior, nos libertamos das demandas de desempenho social. Atingimos, então, um lugar onde a estrutura é mais líquida. Nos permitimos gêiseres de emoção e visão para nos projetarmos para a luz. O Passo Quatro compreende experiências simbólicas, psicológicas, emocionais e somáticas. Isso dá início à nossa ascensão, o inconsciente torna-se mais consciente, formando-se no mundo, ao qual voltamos no Passo Cinco. Abandonamos a existência cortical para voltar a nossas raízes no sistema nervoso autônomo e tronco cerebral. Realimentados, voltamos ao mundo cotidiano. Essa ascensão ou volta à posição vertical é acompanhada de novas imagens, memórias e sentimentos.

EXERCÍCIO DE AUTO-REFLEXÃO
ASCENSÃO E DESCIDA

1. Onde estou parado, na ascensão ou na descida? (Defendido contra o mundo ou esmagado por ele)

2. Como uso meus músculos para criar minha postura? O que faço realmente para formar essa organização?

3. Como posso defini-la mais ou menos? Quais são as sensações de desorganização e descida, ou mais organização e ascensão?

4. Na pausa, como experimento a descida? Como vivo o que está emergindo?

5. Como uso o que acabo de aprender? Persisto no padrão habitual de ascensão ou descida ou tento dar forma a alguma coisa do que aprendi?

Na descida, voltamos à nossa base comum, à camada universal. Pensamento é sentimento, configurações intensas e tranqüilas de pura energia, um oceano com seus segredos em nosso âmago, uma profunda intuição. O Passo Quatro é uma existência infinita no mundo pélvico-abdominal, em oposição ao mundo de desempenho do Passo Um. É a arena do improviso. Dela vêm clarões solares, correntes oceânicas, projeções de sentimento a mobilizar visão interna que cérebro e músculos então organizam.

vida interna 63

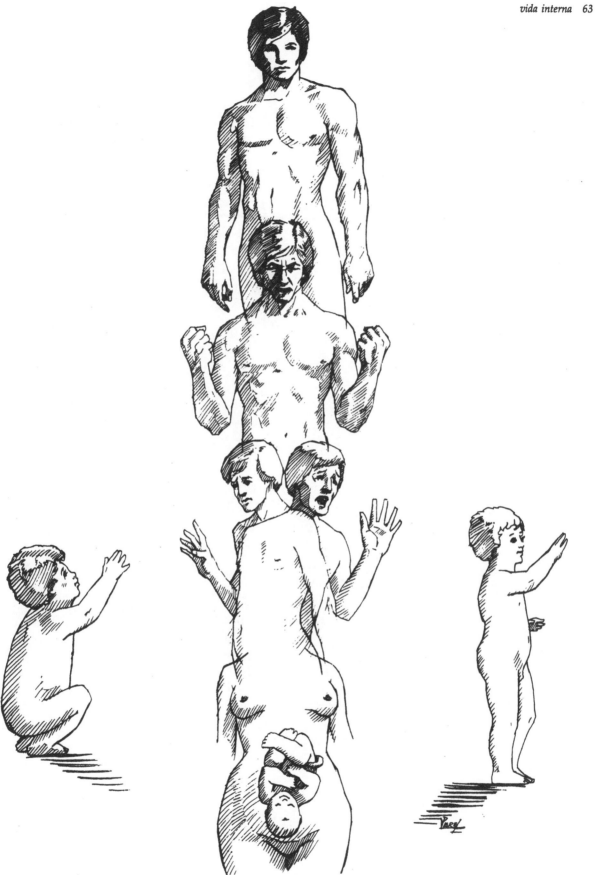

A CIRCULAÇÃO DA ASCENSÃO E DESCIDA

5 histórias e somagramas

TODOS criamos, individual e coletivamente, histórias e mitos para dar sentido à existência. As histórias nos ajudam a enfrentar o mistério de nossa existência como corpo e a preencher o espaço interno e externo desconhecido. Nossa organização genética cria uma história, que nos fala como formar corpos. A sociedade nos fala, por meio de histórias, como nos comportar. E histórias são escritas por cada um de nós que sobrevive, cresce e se individua. Nós nos contamos histórias para racionalizar ou dar sentido a um evento ou dar-nos parâmetros para agir.

A criação de histórias é uma função integradora que reúne elementos conhecidos da experiência e os conecta com elementos inventivos ou imaginativos. Ordem, sentido, significado, continuidade de organização e forma são mantidos por uma história. Podemos criar realidade interna e externa em sonhos, poemas épicos, dramas, romances, filmes, pinturas, dança ou histórias pessoais.

Organizamos histórias sobre nosso passado, presente e futuro. Essas histórias são sistemas de crenças que perpetuam configurações corporais e psicológicas. As histórias não apenas descrevem situações da vida presente, elas nos ajudam a ensaiar ações futuras. Elas nos capacitam a inibir ou interromper a ação em curso quando elas se tornam perigosas. As histórias indicam aos músculos que se preparem e depois ajam. Elas nos dizem como esperar, sonhar e reorganizar ao inibir nossos sinais internos do momento, permitindo a emergência de outros enredos.

Histórias são organizadores da ação, reunindo nossas experiências, gerando uma continuidade do acontecido, de tal modo que todo organismo possa estruturar uma forma adequada para gerar contato, sobrevivência e comunidade.

Uma história é uma experiência de respostas corporais organizadas. Ela envolve padrões musculares de muita ou pouca forma, de muita ou pouca excitação. Os eventos da vida organizam uma corrente de sensações e ações, inicialmente na linguagem dos elementos bioquímicos, depois, na linguagem das emoções, depois como estrutura histórica do desenvolvimento e, finalmente, como história pessoal. Todos esses eventos são o mesmo evento, acontecendo em vários níveis.

Uma história tem sempre uma mensagem externa ("Sou um mártir", "Eu domino os outros", "Sou um miserável") que reflete um diálogo interno entre imagens, palavras, símbolos e sensações provenientes da história prévia internalizada. A memória é feita desses padrões excitatórios e musculares. Esses padrões são a própria história exteriorizada, no presente. Eles podem estar coordenados ou descoordenados. Para desorganizar a memória de uma história em particular, tanto o padrão excitatório e muscular quanto as associações emocionais, devem ser abandonados.

Se nossa história tem uma ordem básica, podemos perguntar "Como formamos nossa história?", "Como nossa história, por seus mecanismos de *feedback*, nos forma?", "Como podemos inibir a história que nos contamos eternamente e permitir a emergência de uma história diferente?", "Como nossa história organiza ordem e sentido em nossas vidas?". Nossa história aparece em sonhos, imagens, pensamentos, fantasias, assim como nas ações. No fim de nossas vidas somos a história que corporificamos. Formamos uma vida mesmo se perdermos muitas oportunidades. Formamos laços de proximidade ou distância com os outros, satisfizemos ou não nossos desejos, tornamo-nos heróis ou palhaços, vencedores ou perdedores.

CONTAR HISTÓRIA

O diálogo interno forma nossa imagem corporal. Essa imagem vem dos sentimentos celulares e das sensações de ossos, músculos e órgãos. Como uma tela de radar constrói a imagem de um objeto que se move, a organização interna forma uma imagem ou história. Organizamos espaço interno e externo de acordo com nossa relação emocional com os outros e conosco. Sabemos quão grandes ou pequenos somos e quando nos aproximamos e nos afastamos dos outros. Pais superindulgentes fazem os filhos se sentirem maiores do que são, pais rejeitadores reduzem o espaço vital dos filhos. Pais raivosos e violentos fazem os filhos recuarem e se imobilizarem ou explodirem para aumentar seu espaço. Quando humilhados, nos protegemos tornando-nos pequenos e compactos. Imagem corporal é experiência emocional concretizada como nossa forma, tanto internamente como no espaço que ocupamos externamente.

Em nosso diálogo interno, conversamos com as imagens de nossas sensações e sentimentos, através de palavras. Comparamos, medimos, situamos, julgamos e raciocinamos. Sabendo disso ou não, nos contamos uma história, uma história ligada aos nossos sentimentos e esforços para nos formarmos.

De início, nossa história nos é dada. "Você é inadequado, uma porcaria, estúpido, não merece ser amado." Essas mensagens já aparecem na origem da consciência. Não faz mais diferença que alguém fora de nós diga "Você é uma criança má": acabamos por nos dizer e perpetuar isso como imagem corporal.

Com o método dos Cinco Passos, você poderá descobrir a organização interna de sua história. O Primeiro Passo diz respeito à natureza de sua história e como você a conta. Como você conta sua história, para você mesmo e para os outros, envolve uma imagem. "Que infância terrível eu tive", você diz, colapsado na frustração ou enrijecido na revolta. A meta é sentir sua organização interna, os passos de como se usa e como essa organização mobiliza significados, associações, memórias, emoções e ações.

Quando você se envolve no exercício do COMO, evoca organizações passadas. Esse relembrar possibilita desorganizar e reorganizar. "Seja duro, homem não chora." A história que você se conta adquire mais sentido à medida que você descobre como experiências prévias estão organizadas em estruturas atuais. Ela é um instrumento poderoso para comunicar, compartilhar e integrar conhecimento e experiência, bem como um meio para criar realidade pessoal.

> *O processo vai
> do que aconteceu
> àquilo que é,
> àquilo que pode ser,
> até que se torne
> o que será.*

ESTUDOS DE CASO

Nos casos a seguir, dois clientes descrevem, em suas palavras, sua história e como ela dá a eles uma imagem com a qual se relacionam com o mundo, como se tornam insatisfeitos com ela e começam a criar uma nova, por intermédio da qual se usam de outro modo. Os dois recorreram ao método dos Cinco Passos para formar uma nova resposta, em vez de voltar às habituais.

JIM
O "FAZEDOR"

Sou um fazedor. Descobri que me imponho a exigência de desempenho, ou seja, corresponder às expectativas do outro ignorando minhas próprias necessidades. Isto inclui ter sempre a resposta certa para qualquer pergunta, atitude aprendida que está comigo desde que me lembro. Este modo de me usar tem, efetivamente, me separado de meus próprios sentimentos e do meu *self* corporal.

Criei uma imagem corporal — espinha endurecida, barriga encolhida, cortês — e, com o tempo, essa forma corporal de "fazedor" tomou conta de minha vida. Eu achava que sempre estava fazendo pelos outros, sem nunca ter o reconhecimento esperado e, conseqüentemente, era impelido a redobrar meus esforços.

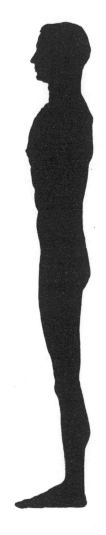

JIM
O FAZEDOR

Foi num sonho que pela primeira vez a percepção desse processo se tornou evidente para mim. Nele eu jogava fora minha forma corporal rígida, abandonava o andar masculino poderoso centrado nos ombros e passava a andar com os quadris. Até no sonho podia sentir a diferença em meus músculos e ossos. Em seguida eu comecei a aplicar a metodologia do COMO. Ao me perguntar como realizava essa nova maneira de andar, aprendi a identificar o processo pelo qual colocava meu corpo numa forma rígida, verticalizada, com o conseqüente comportamento rígido.

Primeiro identifiquei a qualidade do sentimento ligado à imagem corporal rígida, empertigada (*passo um*). Nessa imagem, pude sentir com que rigidez me sustentava, o quão tenso caminhava, como era duro meu pescoço. Segundo, lentamente, aprendi como fazia isso comigo. Em resposta a uma pergunta ou a uma solicitação, eu me preparava, quase instantaneamente, para não falhar, enrijecendo a coluna, apertando nádegas e genitais, trazendo o peito para cima e para longe da barriga, estufando-o, adotando uma respiração superficial e contraindo os músculos do diafragma (*passo dois*). Terceiro, usei o "exercício da sanfona" de dois modos diferentes, para aprender como me des-fazer (*passo três*). Inspirava profundamente, e, intencionalmente, tensionava o diafragma, tornando-o tão tenso quanto só um bom "fazedor" consegue — e depois deixava a respiração sair em quatro expirações, enquanto simultaneamente relaxava os músculos do diafragma, também em quatro passos. Deste modo aprendi, após certo tempo, o que é sentir-se não-rígido no diafragma. Passei a produzir, assim, sempre que queria, uma forma não-rígida, confortável, cada vez que reconhecia como estava me empertigando.

Usei um outro exercício da sanfona para esvaziar a postura compulsiva, heróica: enchia meus pulmões, levantava meus ombros até as orelhas, mantinha essa posição por alguns instantes e depois, lentamente, expirava, deixando meus ombros descerem e, ao mesmo tempo, sentindo-me inteiramente em minha pelve. O efeito conseguido foi, mais uma vez, desfazer a forma rígida, verticalizada e permitir-me encontrar uma forma muito mais viva.

Ambas as intervenções, gradualmente, re-formaram e reorganizaram meu corpo e como me uso (*passo quatro*). Isso foi possível graças à reorganização de minha rigidez, intervindo nela e aprendendo a identificar a qualidade do sentimento de não-rígido e lentamente aprendi como eu poderia produzi-lo.

O passo final foi a emergência de uma nova forma (*passo cinco*). No meu caso, meus ombros e peito se suavizaram visivelmente, minhas costas tornaram-se menos rígidas e minha barriga, mais plena. Com essa nova forma, uma nova história se abre para mim. Não me sinto mais compelido a ser o "fazedor". Permito-me, agora, ser reflexivo, escrever e não ficar tenso se não consigo fazer alguma coisa ou mesmo quando meu antigo estilo, de repente, ressuscita. Estou aprendendo a moldar uma nova forma para mim, a estruturar minha vida de outro modo.

SARAH SUPERESTENDIDA

Como operadora de computador, eu freqüentemente vivencio meu processo enquanto trabalho, e obtenho uma profunda percepção de como estou organizada em padrões de receber e me estender.

Nos últimos anos tenho trabalhado em um escritório, com processamento de dados. Para fazer um trabalho de qualidade tive que desenvolver certas habilidades técnicas. No processo de trabalhar com essas habilidades, meu modo de sentar ao computador é um importante mecanismo de *feedbadk* para o modo como me uso (*passo um*). Muitas vezes, minha postura parece forçada e tensa. Quando paro e me pergunto como faço isso, posso sentir como aperto a barriga e levanto os ombros, arredondando o peito sobre o ventre, na tentativa de criar força. Digo-me para reduzir o ritmo e afundar na cadeira para relaxar. Depois de um tempo, quando me preparo para digitar de novo, invento um jogo — quanto posso relaxar, conseguindo ainda operar as teclas. Solto as pernas e sento-me pesadamente na cadeira. Sinto a gravidade, quando meus braços e ombros se estendem para digitar (*passo dois*). Minha respiração produz uma sensação suave na minha barriga. Como vou agora me mover, e criar pressão suficiente para transmitir o movimento às teclas? Sinto o paralelismo com o mundo social — limites devem ser formados para que o movimento possa começar; contato requer pressão; interação significa movimento. Quando trabalho, o diálogo começa a se desenvolver. Como estou me movendo? Tensamente! Como me relaciono com isso? Insatisfeita! Como acabar com isso (*passo três*)? Paro, deixo passar, espero um momento. Depois vejo até onde posso me mover, praticando a maneira nova, menos tensa. Vezes e vezes sinto o padrão habitual de tensão começando a se formar, insinuando-se em meu tronco. Paro e faço com que baixe (*passo dois versus passo três*). Oh, agora descobri que ao levantar os braços, antes de digitar uma sentença, firmei minha barriga, enrijeci meu pescoço, braços e ombros. Tento de novo, continuo respirando. Desta vez, meu braço sente-se mais pesado quando meus dedos tocam as teclas. Mas quando começo digitar mais velozmente, percebo que minha caixa torácica está ficando tensa, bem como a parte superior dos meus braços. Como trazer os braços para perto do corpo, em vez de tensioná-los? O movimento que eles fazem é basicamente se estenderem, afastando-se do tronco quando começo a digitar e, depois, contraírem-se, quando passo a trabalhar mais rápido. Experimentando, aprendi que estendo meus braços completamente, mas mantenho os cotovelos para fora, de modo a criar pressão no teclado. Não retrocedo, mas continuo semi-estendida para fora, travada numa posição tensa.

Nos dias seguintes reconheci o mesmo padrão de movimento em outras atividades (*passo cinco*). Também percebi que este padrão tem uma história e vincula-me ao passado. Com meu namorado, percebi um movimento de busca com

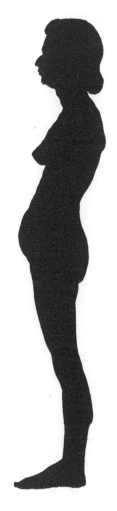

SARAH
SUPERESTENDIDA

a cabeça e o pescoço. Compreendi, então, como nunca realmente relaxei o pescoço. Do mesmo modo, com meus colegas, descobri que se me coloco mais para fora, com entusiasmo e reajo a eles, tenho que fazer poucas pausas para respirar profundamente ou desmanchar essa postura tão firme de tronco. Tinha dificuldade para manter contato comigo mesma ao interagir. Nas três experiências, percebi como essa minha semi-extensão me confinava em meus limites e criava em mim um sensação espástica. Eu identifiquei isso como algo que me acompanha por toda a vida — sempre procurando contato e fracassando. Essa é a minha história.

Como mostram esses dois estudos de casos, para uma pessoa trabalhar consigo mesma e sua história, deve começar com o Passo Um, a imagem que tem de si, a situação em que se encontra, a história que conta para si e para os outros. À medida em que ela trabalha até o Passo Cinco, compreende a estrutura de sua história e a desorganiza. Com o Passo Cinco, vem a possibilidade de criar uma nova história.

SOMAGRAMAS

Outro modo de tomar contato com seu processo é fazer um desenho, uma imagem, um somagrama. Somagramas são imagens somático-emocionais que revelam a camada pública ou a privada. Com essa imagem você pode captar, realística ou simbolicamente, o sentimento de sua história. Você projeta as qualidades de sua experiência interna, tornando visível seu estado somático-emocional. Com o tempo, as imagens se acumulam e você pode aproveitar mais de seu passado e presente.

Somagramas, portanto, são imagens que retratam sua história. São enunciados projetivos sobre a da natureza de sua organização. Mostram uma situação atual, como você sente internamente, onde está ferido, precisa de ajuda, o que pensa e sente sobre você mesmo. Com uma série de somagramas, você poderá mapear seu passado.

Sensações e movimentos de órgãos se organizam em padrões. Pulsações conferem continuidade, configuração e ordem somática. A configuração somática é a base de pensamentos, sentimentos, ação. O cérebro organiza e forma quadros, símbolos e configurações para organizar forma e significado. Somagramas, portanto, são uma linguagem natural.

Somagramas são projeções do processo. Produzindo visualizações emocionais, incorporamos e reorganizamos a experiência. Somagramas nos estimulam e ensinam outros modos de formar o *self*. Indicam nossas dores e problemas, retratando o quanto estamos vitalizados e animados, contraídos e comprimidos, amortecidos e confusos. Somagramas revelam áreas de conflito na forma atual de uma pessoa, *overbound* ou *underbound**, superexcitada ou subestimulada.

---

* Optamos por manter os termos no original, por não existir equivalente em português. *Bound* (aries) quer dizer limite, fronteira. *Over* e *under* se referem a excesso e falta, portanto, *overbound* significa excesso de limites corporais e *underbound*, falta de limites (corporais). (N.T.)

Para desenhar um somagrama, retrate-se do modo como você se vivencia, não como trabalho artístico elaborado. Somagramas não são idealizações, fantasias ou reflexos especulares, mas tentativas de permitir que sua imaginação reflita sua organização emocional. Use o exercício do COMO para trabalhar com aquilo que for descobrindo. Como restrinjo meu pescoço ou cabeça? Como me mantenho "bonzinho" desligando meu pescoço do tronco e limitando meu fogo interior? Somagramas não dizem respeito ao que você aparenta para os outros, mas a como você organiza.

Somagramas são o modo de nos conhecermos, a mensagem que mandamos ao mundo e nosso pedido aos outros sobre como nos receber. Como imagem pictórica, o somagrama capta a organização presente. Como série de imagens, feitas num dia ou num período mais longo, somagramas captam os temas da vida.

ESTUDOS DE CASO

Os seguintes somagramas foram desenhados por clientes meus. Cada um escreveu sua história para acompanhar seu somagrama, e usou o método dos Cinco Passos para intensificá-lo, identificar seus padrões de organização e criar experiências de desorganização e reorganização.

JOEL

Estou na casa dos trinta, nunca me casei. Antes do meu relacionamento atual, procurava mulheres que, vez por outra, me rejeitavam. Agora estou envolvido com uma mulher que busca em mim tanto contato quanto estou desejoso de oferecer. Nesses nove meses de nossa relação, venho tendo desejos de me rebelar contra esse tipo monogâmico de envolvimento. Esse desejo se expressa (Somagrama 1) nos traços escuros. Internamente, sinto um fogo, algo selvagem. Os traços negros ao redor de meus ombros, garganta e lados contêm a pessoa selvagem. Digo-me "Comporte-se", "Seja correto", "Não seja sacana", "Não perca a cabeça". Fui educado numa família em que o comportamento selvagem era descabido para pessoas de nossa posição social.

Meu segundo somagrama (Somagrama 2) mostra uma situação em que uma mulher quer chegar perto e aprecia que eu seja afetuoso e interessado, mas não demonstra desejo sexual. Embora essa situação seja normal, eu a vivo como rejeição, mais uma ferida em um ego frágil. Este somagrama mostra meu padrão de agressão enraizado, suscetível de sentir-se violado. Tenho ainda a expectativa de obter algo que nunca recebi em meus primeiros anos. Como adolescente, via meus amigos confirmando sua virilidade nas proezas sexuais, enquanto eu não tinha nada a contar. Sentindo-me à margem, introjetava uma imagem de inferioridade sexual. Hoje mantenho esse sentimento, mas acrescentando uma afirmação interna de raiva ("Não quero nada de você, não me importa se você me acha um cara legal, não sou uma raposa na armadilha").

Você não deve
Leve uma vida bem comportada
Seja como papai,
não olhe para outras mulheres
Fique na linha

Me largue
Quero ser como todo mundo
para brincar, viver, ser alegre

Eu quero
Liberdade
Não ser fisgado por uma mulher

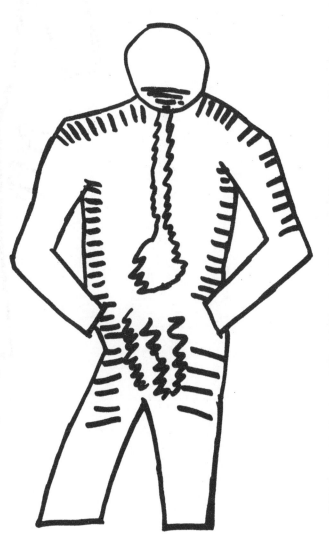

72 corporificando a experiência

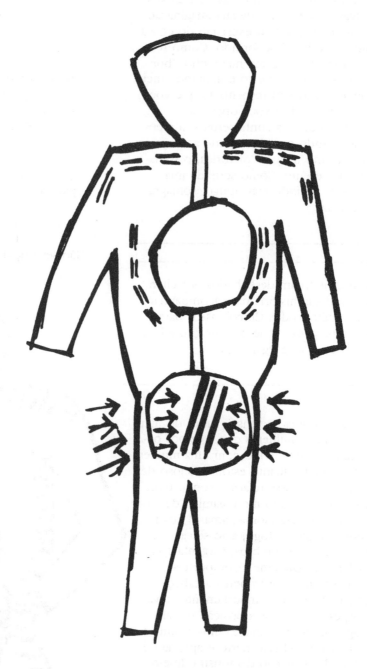

Gostoso, quente
Gentil
Uma boa pessoa

Vírus e bactérias emocionais

Padrões de agressão enraizados
desacreditado e invalidado

histórias e somagramas 73

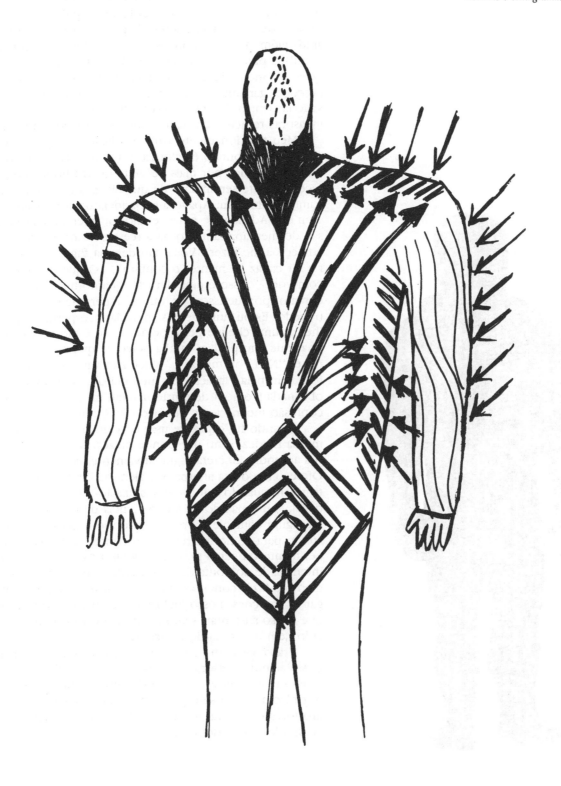

Impulsos selvagens
Limites da integridade

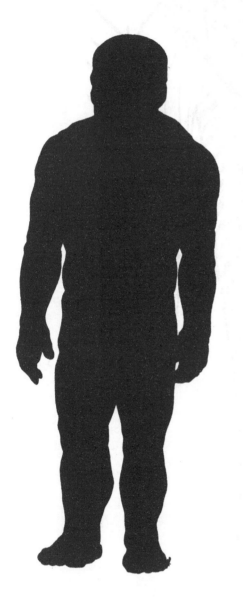

JOEL

Desenhei um terceiro somagrama, durante um seminário recente, onde experimentei fortes impulsos em meu tronco, que pareciam querer chegar à superfície da pele e ainda além (as flechas pretas internas). Por momentos, esses impulsos pareciam esmagadores. Em resposta, eu me bloqueava e me endurecia. Por isso, as linhas pretas no meu pescoço, garganta e lados. Essas linhas mantêm minha selvageria dentro de limites toleráveis e impedem que forças invasoras tomem de assalto minha integridade interna.

Meu relacionamento atual manifesta esses conflitos. Às vezes nosso contato é caloroso e íntimo. Não consigo sustentar esse calor por mais de vinte quatro horas. Logo aparece um forte sentimento de que ela está entrando excessivamente em mim. Apavora-me a idéia de comprometer-me com ela. Adenso-me e me retraio totalmente. Volto à reclusão do meu apartamento para reestabelecer o equilíbrio. Lá começo a me dizer "Você não deveria fugir", "Você deveria ser capaz de manter o contato", "O que há de errado com você?". Isso é uma derrota: quanto mais me forço ao contato, porque isso é o "que se espera de mim", mais retrocedo. Estou num beco sem saída: não permito que mulher alguma chegue perto demais. Isso é mostrado nas linhas que encapsulam minha pelve. O que essa região afirma é: "Não vou mudar", "Você não vai penetrar, nem de fora nem pela vibração em meu peito". Sinto uma recusa obstinada (como a de um touro) em me entregar e uma confusão inconsciente por não saber como me entregar.

Quando fui capaz de usar o COMO para desestruturar minha rigidez, senti um grande prazer. Com os Cinco Passos aprendi, concreta e gradativamente, como me retraio. Ofereço-me outra alternativa, além de contato ou retraimento total. Quando estou numa situação que se torna desagradável, sou capaz de ter a experiência de meu retraimento e ter algum controle sobre meu próprio processo. Torno-me atento para como me retraio do contato com os olhos. Experimento mover o pescoço e virar a cabeça. Isso reduz a intensidade do contato. Posso, então, reverter esse movimento e fazer contato com os olhos, novamente, sem desligar as emoções. Posso inclusive escolher o nível de contato que posso sustentar, sem ser vítima do isolamento entorpecido nem da excitação avassaladora.

Trabalhar com meus somagramas e com os passos do COMO significa desorganizar as tensões na pele e pescoço, soltar-me e inibir a excitação da pelve. À medida em que organizo a minha selvageria em comportamento terno, integro força e ternura, torno-me um homem selvagem que foi civilizado, e não domesticado.

LOUISE

Recentemente, me dei conta de como minhas costas pareciam uma tábua, enrijecidas e achatadas, com dobradiças separando os planos. Desenhei o seguinte somagrama, e é assim que o interpreto. Eu diria que minha "história" se resume numa grande necessidade de contato. Experimento essa falta primariamente no peito e no estômago. Minha metade superior está organizada para inibir o movimento de busca. Minha metade inferior é sólida, de modo que com ela posso fazer qualquer coisa. Minhas costas estão prontas para a ação, mas não posso "mover-me". Elas se enrijecem num doloroso "Quero", esboçando a busca, mas de fato retraindo-se. Acho que uso incorretamente meus ombros: faço o movimento de busca como um autômato, como um ideal sobre o que fazer, e não agindo diretamente com o coração. Uso-me de modo rígido e incompleto.

Na companhia de meu namorado eu me solto tanto que esses padrões de dor cedem. Uso, também, o exercício do COMO para relaxar: curvo-me a partir do peito, intensifico a postura e, a seguir, começo a desestruturar a "disposição para aceitar".

Começo a experimentar os elementos da desorganização, se faço isso com lentidão suficiente. Ao repeti-lo lembro de que me contraí diante de minha mãe que me agredia verbalmente. Era uma dupla resposta — por um lado, querendo encolher e me distanciar, por outro, querendo lutar, empurrá-la para longe e expulsá-la de mim. De certo modo, não a queria perto de mim, não queria ser vulnerável.

Quando faço os Cinco Passos entendo como ambos os aspectos estão presentes em minha amarração de ombro e peito. Com esse exercício, começo a organizar um espaço ou uma distância interna dessa postura física. Comecei a desprender-me de um passado presente em mim. Organizei as tensões de pescoço, cabeça e ombros para me precaver de contração e colapso. Com o COMO começo me dar mais espaço. Começo a formar uma relação comigo mesma e com os outros, que discrimina entre distanciamento e rejeição, e identifica proximidade com maturidade.

> *O objetivo dos Cinco Passos é desorganizar os padrões de dor e reorganizar contração em contato, desejo em intimidade, solidão em relacionamento e comunhão.*

BETTY

Na minha família, eu tinha relações confusas com meu pai e minha mãe. Tentando ser próxima de meu pai, tornei-me, como meu irmão, um filho. Queria provar que era o melhor filho que ele tinha, embora fosse uma garota. Aprendi com meu pai que jamais deveria depender de um homem para ser sustentada, deveria ter uma boa carreira, ganhar dinheiro, gerir-me por mim mesma. Com minha mãe, aprendi uma visão negativa da sexualidade e como usá-la para ter poder sobre os homens. Tenho um corpo feminino, mas me apavora ser mulher.

Sou uma *menininha* na relação com meu pai (Somagrama 5). Minhas mãos se estendem para receber e ser recebida,

76 *corporificando a experiência*

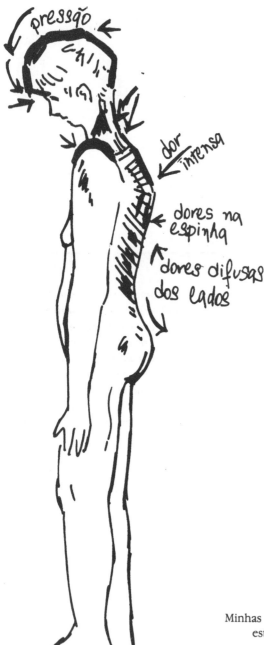

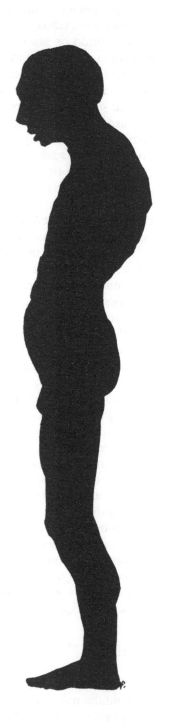

LOUISE

Minhas partes mais cheias de vida
estão desvitalizadas sob
o poder de minha
couraça das costas

Minhas costas me mantêm ereta

Sentimento de fraqueza nas vértebras, pescoço, espinha

Os músculos se retraem na direção da espinha,
sustentando raiva, confusão, tristeza,
dor, medo. Temo despersonalizar-me
tenho medo da solidão, de não ser amada

Nos braços e pernas quero ter um ataque de fúria.
Mas uma criança abandonada ousa
enfurecer-se, se não há ninguém para responder?

meu rosto é alegre e brincalhão, mas não tenho noção alguma de pernas e barriga. Nesse desenho, tenho de 6 a 8 anos e sou estreitamente ligada a meu pai, "Eu sou a queridinha do papai", "Papai me faz sentir bem".

Meu somagrama seguinte (Somagrama 6) indica a confusão entre ser uma *filha* para meu pai e, na verdade, querer ser seu *filho*. Trabalho no mundo masculino, onde tento sobrepujar os homens, ser o melhor "filho". Luto também a luta de meu pai, vingando-o do que uma grande empresa fez com ele, levando-o à falência.

Em meu papel como *mulher* para meu pai (Somagramas 7), devo acalmar sentimentos femininos e a excitação pélvica. Os sentimentos genitais acarretam vergonha e culpa. Procuro aceitação, "Por favor, me ame".

Sou uma *menina* para minha mãe (Somagrama 8). Minha imagem somática é de medo e confusão, com o susto congelado nos olhos. Sou uma "boa garota" limpando a casa, sendo obediente, ajudando mamãe. Tenho um anseio calado na garganta, uma cisão na linha da cintura, uma indefinição de gênero, ausência de pernas e barriga, braços congelados. A parte inferior de meu corpo é submissa e passiva.

Sou uma *filha* para minha mãe (Somagrama 9), mas totalmente desprovida de gênero. As antigas mensagens de minha mãe estão em mim, "ser uma mulher sexuada é ser puta", "uma esposa deixa seu marido humilhá-la, porque isso é seu dever de mulher casada".

Meu rosto é congelado, o maxilar é como uma pedra. Meus olhos são frios e distantes. Há medo na parte superior de meu peito. Retraio-me e desligo-me nos genitais para proteger-me do mundo e da invasão. Minhas mãos são geladas, quase como as mãos artríticas de minha mãe, num gesto de "não dê, não pegue".

O último desenho (Somagrama 11) representa a *mulher* que quero ser na relação com minha mãe. Esta é a minha imagem atual. Estou tentando encontrar um corpo. Quero incorporar qualidades de feminilidade em meu corpo e em minha vida. A imagem-chave é a de um lobo em minha barriga, dando-me uma força suave e a capacidade de me firmar sobre meus próprios pés. O reflexo da corça assustada, congelado na parte superior do corpo, visível nos somagramas anteriores, está desorganizado.

Usar o método dos Cinco Passos significa dar-me um par de pernas e uma estrutura que me contenha. Desorganizando a menininha amedrontada, estou começando a formar um *self* adulto.

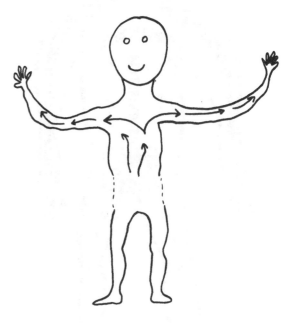

Menininha do papai
Mãos estendidas para receber e
ser recebida
No rosto, alegria e brejeirice
Nenhuma noção de pernas
Nenhuma barriga

Papel
Filhinha do papai, fazer papai feliz
Sou a queridinha do papai,
fico feliz com ele,
Seis a oito anos

Braços erguidos em expectativa
querendo um abraço,
querendo colo.
Anos mais tarde,
fazendo de tudo para ter aceitação

Pernas trôpegas,
como aprendendo a andar
Papai, por favor, me proteja se eu cair

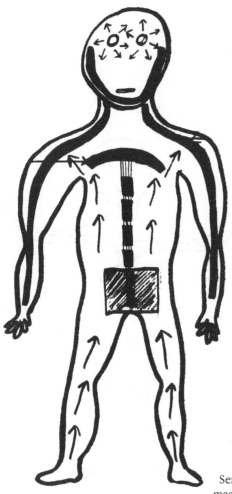

Filha para meu pai:
Sempre pensei em mim como filha de meu pai,
mas, ao desenhar isso, percebo que sou seu filho,
imagem que levei às últimas conseqüências
em meu trabalho no mundo masculino.
"Papai, deixe-me mostrar que sou melhor que meu irmão,
Eu sou seu melhor filho."

torna-se

Filho para meu pai:
Papel: Lutarei contra o mundo dos homens pelo que
fizeram a meu pai (a concorrência de uma grande empresa
resultou na falência de meu pai quando eu tinha 16 anos).
Papel: Mártir, lutadora, a guerreira de armadura

Rosto: congelado, apavorado   Queixo: proeminente, imobilizado,
olhos esbugalhados   cerrado para aparar os golpes
Olhos fixados contra o mundo.

Peito: faixa de constrição   Ombros: sólidos, rígidos congelados
contra o mundo

Braços: frios, rígidos   Pernas: sem chão, levitando,
não-doadores   inflexíveis, defendidas

Dos genitais à faixa do peito, há congelamento, aperto,
constrição de terror, respiração isolada da barriga

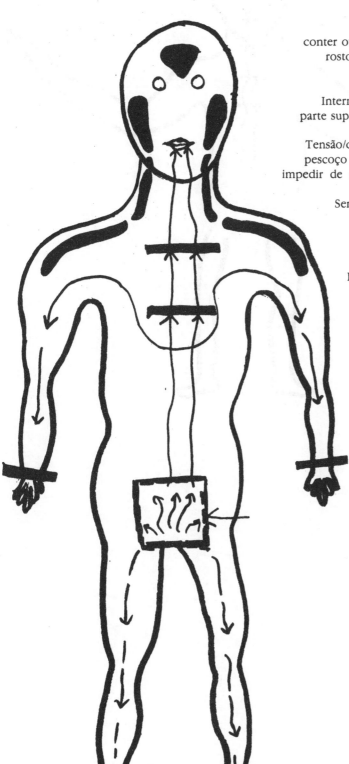

Mulher para meu pai:
Sentimentos de feminilidade e excitação pélvica a silenciar.
Qualquer sentimento genital desperta vergonha e culpa.
Papel: por favor, me aceite como eu sou,
por favor, me ame

Faixas, áreas de tensão tentando
conter ou manter sob controle a tristeza dos olhos e do
rosto. Quando estas faixas começam a afrouxar,
experimento uma enorme tristeza

Internamente, acalmo meu sentimento de falta na
parte superior do peito e ombros e bloqueio a respiração

Tensão/constrição no alto dos ombros, que chega até o
pescoço e queixo, como se eu me endurecesse para me
impedir de consolar meu pai ou querer que ele me console

Sentimentos de compaixão em meus braços,
interrompidos nas mãos,
último ponto de imobilização
do movimento de ir para fora.

Energia entrecortada em minhas pernas,
pernas prontas para fugir, colapsar
ou ficar totalmente rígidas
para manter a raiva
sob controle

Calor/excitação nos genitais
Tenho que prender a respiração
para dissipar a excitação e
relaxar a barriga

80 corporificando a experiência

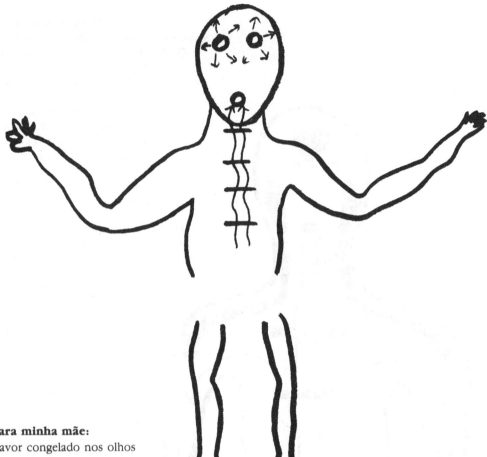

Garota para minha mãe:
Medo, confusão, pavor congelado nos olhos
Sentimento de falta contido, preso na garganta
Corte na linha da cintura
Sem sexo, sem pernas, sem barriga
Braços congelados
Submissão, passividade na parte
inferior do corpo

Papel: "Eu sou boa menina". O que devo fazer para
ser boa?
Fazer bem as coisas, limpar a casa, ajudar mamãe

Boca: sentimento de falta sufocado na boca e na
garganta
"Não chore, mamãe vai ficar brava se eu chorar"

Olhos: pendurada em mamãe com os olhos
"O que você quer que eu faça?"

Mãos/braços: congelamento, susto, terror
"Por favor, me aceite; por favor, não me machuque"

Barriga: sem sentimentos de feminilidade.
Mensagem da mãe: Sentimentos genitais
são maus,
devem ser punidos.

Pernas: prontas para fugir

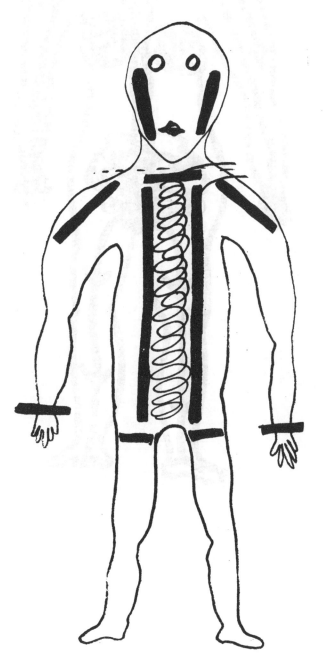

Filha para minha mãe:
Rosto congelado, faixas de pedra no queixo
Olhos distantes, de aço
Medo na parte superior do peito
Isolada dos genitais para me proteger
Mãos congeladas
Negação total da feminilidade

Olhos: susto, medo, mandando embora
"Não me invada, por favor, me ame"

Cabeça: separada do resto
Respiração bloqueada pelo aperto da garganta.

Raiva e terror espremidos dentro,
a raiva é mantida sob controle por um aperto forte.
Por fora, uma garota obediente, passiva,
mas a fúria explode a troco de nada.

Mãos: cortadas
"Não vá atrás das coisas"
"Ir para fora é se perder"

Pernas: prontas para fugir
Ausência de sentimento

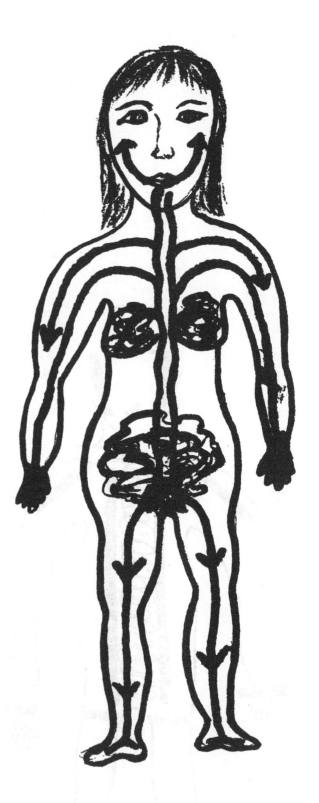

Mulher para minha mãe:
Esta é uma imagem procurando por um corpo
A imagem é a de um lobo em minha barriga,
dando-me uma força suave e a
capacidade de ficar em meus próprios pés
O reflexo da corça assustada é desorganizado

Rosto: calor, afabilidade, compaixão, tristeza suave

Braços/mãos: prontos para dar e receber,
estender-se e recolher-se.

Barriga: excitação genital preenchendo o corpo,
barriga redonda, força na pulsação, protetora
mas gentil, com sentimentos de falta
e desejo de ser acolhida

Pernas: firmes no chão
Conectadas à pelve
Podem ir para o mundo com uma força suave
e também voltar para mim

SOMAGRAMAS E OS CINCO PASSOS

Os somagramas ajudam a descrever situações de vida, esclarecendo a estrutura que gera e perpetua uma história. Criamos diálogo interno, imagens e padrões de ação, damos significado e sentimento a uma história que tem seqüência na sinfonia da forma emocional corporificada.

Os Cinco Passos permitem a exploração dos somagramas para inibir ações atuais e ensaiar ações futuras. O Passo Um mostra a imagem de nossa história, nossa situação e forma atuais. O Passo Dois indica como a configuração e os conflitos são mantidos. O Passo Três, a sanfona que regula mais ou menos forma, dá a base para a desorganização. No Passo Quatro há incubação e criação. O Passo Cinco ou reafirma nossa forma prévia ou traz a nova forma a ser praticada.

Os passos do COMO são a evocação de uma organização passada e um ensaio, assim como um caminho para nos reorganizarmos. Histórias e somagramas proporcionam os temas, enquanto o método dos Cinco Passos fornece a ferramenta para formar experiência.

6 forma — o passado no presente

AGRESSÕES À FORMA

Crescimento e desenvolvimento humanos são guiados por um poderoso conjunto de regras internas que pode ser distorcido por um padrão genético alterado ou por ambientes familiares negativos. Experiências negativas inibem ou desarranjam funções pulsáteis, excitando-as ou retardando-as. O crescimento se torna mais difícil, a auto-imagem se deteriora, ficamos segmentados. Certas funções se hipertrofiam, enquanto outras atrofiam. O estresse decorrente de agressões internalizadas enfraquece nossas respostas imunológicas e o estado bioexcitatório. Quando essas agressões internalizadas inibem a formação, o resultado é *distresse* físico, crises respiratórias, dificuldades de locomoção, distorções emocionais e cognitivas. Se há experiências negativas nos primeiros anos, as camadas interna e externa colapsam ou inflam. Se as experiências negativas acontecem anos mais tarde, o resultado é rigidez e compactação.

Se um dos pais nos treina para fazermos as coisas de um modo específico, internalizamos essa experiência e nos tornamos "desempenhadores". Procuramos agradar e ficamos dependentes das diretrizes alheias. Se um pai nos rejeita, desenvolvemos uma imagem interna de inadequação. Essas interações com o meio não só interferem no crescimento e na forma, mas também distorcem a imagem corporal, a auto-percepção e o modo de pensar.

O exercício do COMO aumenta a percepção das agressões internalizadas e dos padrões musculares e emocionais delas decorrentes, e restaura nos tubos a integridade pulsátil e de sanfona. Ele restaura esse padrão de sensação promovendo uma auto-imagem saudável.

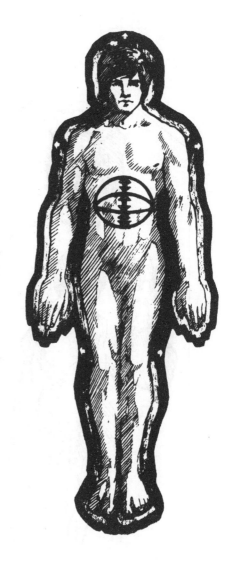

PRESSURIZANDO-SE
A criação da forma

86 *corporificando a experiência*

EXCITAÇÃO E APRENDIZAGEM POR CHOQUE

A excitação reflete e mantém a forma do corpo num *continuum* contrátil — a função-sanfona de expansão e contração. Excitação é causa e efeito, assim como mensageiro e mensagem. Ela conduz a um estímulo generalizado e então manifesta esse estímulo. O comportamento é provocado pela excitação e é excitação. Ondas de excitação geram comportamento e, quando a excitação é intensa e prolongada, novo comportamento é produzido — estar apaixonado, estar amedrontado. Nova percepção e ação entram em jogo e a aprendizagem acontece.

Estímulo é um choque, doloroso ou prazeroso. Quando experimentamos choque, a atenção se intensifica. Respostas disparadas pela memória e pela aprendizagem passada mudam o ritmo da pulsação, produzindo atenção, estímulo aumentado e alguma excitação que flutua livre. Essa excitação flutuante é depois convertida, pelo cérebro, em comportamento. Sabe-se que o cérebro converte excitação em comportamento, direcionando-a ou evocando certos comportamentos passados.

Correntes excitatórias e pulsações alteradas resultantes de um choque podem ser temporárias, voltando então o organismo a seu estado regular. Contudo, excitação aumentada pode vir a se tornar permanente, estabelecendo uma cadeia de reações que muda a arquitetura do cérebro, configura todo o organismo e se represa na memória.

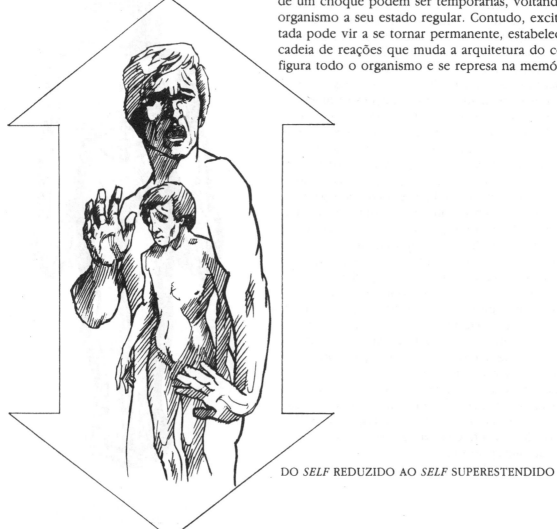

DO *SELF* REDUZIDO AO *SELF* SUPERESTENDIDO

SUSTO: EXPANSÃO E CONTRAÇÃO FIXADAS

A vida proporciona estímulos e desafios, assim como ameaças e perigo. Quando desafiados ou confrontados com perigos persistentes, nos alarmamos. Alarme intensifica a excitação, a atividade e a pulsação disponíveis. Choque emocional, fortes ruídos, surpresas excessivas e perigo físico produzem um reflexo de susto. O susto é uma resposta instantânea que mobiliza uma série de reações ao longo de um *continuum* — retesar com precaução, enrijecer com medo, agarrar para tentar golpear, desviar preparando para fuga. Para responder, elevamos nosso centro de gravidade, contraímos o abdome, inflamos o peito, retesamos os braços e os músculos do pescoço, erguemos os genitais, aumentamos a respiração. Preparamo-nos para agir — repelir, desviar, golpear, correr ou afugentar o outro. Se o susto se transforma em choque extremo, o organismo congela, suspende a respiração, torna-se rígido. Se o susto continua e não podemos fugir, desistimos, retrocedemos, colapsamos e ficamos impotentes.

O *continuum* do susto envolve duas respostas gerais. Na primeira, o organismo ergue-se, retesa-se, prepara-se para atacar ou desviar. Isso envolve organização aumentada e convoca mais forma, mais atividade, mais contração muscular. Essa resposta constrange o organismo, aumenta a pressão e comprime o padrão pulsátil de peristalse. A segunda resposta envolve um decréscimo de organização, uma perda de forma, desorganização, retraimento e colapso. Há queda de pressão, enfraquecimento na pulsação, o tônus dos órgãos e músculos afrouxa. Se o choque é prolongado, a pessoa passa pela fase rígida e entra em um padrão de desorganização acompanhado de sentimentos de desespero e impotência.

A resposta de susto pode tornar-se uma condição permanente, uma organização complexa, da qual o organismo não consegue se libertar. Os reflexos de expansão e contração são o cerne da resposta de susto. Quando o padrão recíproco de expansão e contração não pode se completar, sobrevém o *distresse* organizacional. O organismo se torna fixo em rigidez, inflação, compactação ou colapso. Retesamento e compactação são padrões *overbound*, envolvendo mais forma, organização e atividade. A inflação e o colapso são padrões *underbound*, envolvendo menos forma, organização e atividade. O *continuum* de susto e sua continuação como estruturas *overbound* e *underbound* são o tema de *Anatomia Emocional*.

Quando essas organizações se mantêm por longos períodos, padrões fixos se estabelecem: sentimentos habituais e funções corporificam-se em diferentes camadas. Famílias repressivas ou superprotetoras criam filhos pré-pessoalmente subformados. Outras famílias supersexualizam os filhos, exigindo identidade sexual antes que a criança esteja pronta. Isso é um exemplo de ser superformado pré-pessoalmente. Uma criança pode ter sido subformada do ponto de vista social — tímida, com medo das pessoas,

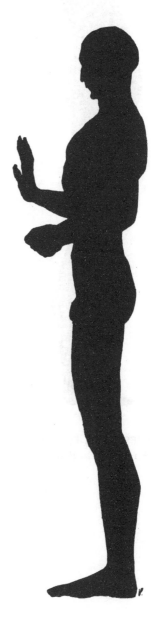

AGRESSÕES À FORMA
A resposta *overbound*

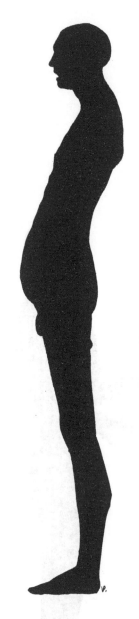

AGRESSÕES À FORMA
A resposta *underbound*

subsocializada. Pelo contrário, pode ser supersocializada — sempre representando um papel social ou tentando aperfeiçoá-lo.

Alguns são subformados pessoalmente, tão marcados por condicionamento social ou natural que não têm postura contra essas forças. Outros, como são superformados, ficam tão enamorados da própria imagem que desconsideram os outros e acabam isolados.

As respostas de susto, *over* e *underbound*, destroem a identidade básica, a configuração inata e a motilidade. O processo do COMO proporciona um modo de desorganizar e reorganizar padrões de *distresse*. O exercício da sanfona reestabelece as pulsações básicas da vida, os padrões fundamentais de ir para fora e voltar para dentro, ondas e marés excitatórias e emocionais que são a linguagem básica de integridade.

Alongamento, compactação, inflação e encolhimento têm uma organização, uma seqüência definida de eventos. O Passo Um começa com a organização. O Passo Dois envolve contração ou alongamento muscular, aquilo que atualmente fazemos para criar esta configuração. O Passo Três evoca o exercício da sanfona. Quando fazemos o exercício da sanfona, exageramos alongamento e contração, que ficam mais evidentes. Mais tensão reforça reflexo de encolhimento, o Passo Quatro nos desliga da ação do momento. Precipitamos toda uma série de contrações organísmicas, evocando o programa oposto, o processo de alongamento e asserção, expansão depois da contração. O reflexo de alongamento, Passo Cinco, organiza-nos para re-entrar no mundo de nova maneira.

Como contraímos? Qual nossa imagem disso? Como damos início a isso? Como isso prossegue por si? Como inibimos isso? Como estimulamos a continuidade da inibição? Quando isso pára? Como isso pára? Como saímos disso para organizar um reflexo assertivo? O que experimentamos quando organizamos um papel social de auto-afirmação? O que fazemos realmente? O que devemos inibir? O que aprendemos quando estamos eretos, movendo-nos para os outros?

É importante ter toda uma escala de expansão e contração para poder dizer sim ou não, dar ou reter, encorajar ou desencorajar pulsações, expressar correntes emocionais ou contê-las. A metodologia do COMO incentiva a ampliação da escala de expansão e contração e, assim, reorganiza respostas fixadas pelo estresse.

A RESTAURAÇÃO DO PROCESSO

O exercício do COMO é re-educação emocional — restauração, encorajamento, articulação e descoberta da ordem ou processo de formação de uma pessoa. Como uma pessoa fala consigo? Qual linguagem usa em seu diálogo interior? Dialogar consigo envolve a linguagem da sensação, padrões de motilidade dos órgãos, padrões de excitação aumentada ou reduzida, fluxos hormonais e configurações emocionais que reconhecemos como desejos e paixões. Esses diálogos internos ordenam nossa existência.

Os Cinco Passos enfocam percepções e ações concretas e perguntam: "Como você fica quando está com dor?" ou "Como fica quando está com raiva?", e não "Por que você está com raiva?". Como, de fato, você mexe um músculo, experimenta e faz tal movimento? Quais são os passos que você evoca para reprimir sua ordem natural e ceder às demandas sociais ou de alguém? A qualidade somática do como você faz alguma coisa revela a natureza de sua organização. Sua maneira de manter ou não sua própria ordem está fundamentada em como você se pressiona, faz-se flácido ou rígido, faz-se hiperativo ou passivo. A liberdade pessoal está em descobrir esses padrões somáticos.

Quando alguém segue os Cinco Passos, pode fazer uma descoberta interessante. A força vital organizadora é muitas vezes considerada invisível e imperceptível; mas, de fato, é absolutamente concreta e pode ser experimentada nas atividades musculares da vida diária. Essa força é a experiência mais predominante e mais ignorada na vida diária, embora facilmente observável na organização muscular que acompanha todo pensar, agir e sentir.

Os Cinco Passos ajudam uma pessoa a conhecer e ficar íntima de sua própria ordem ou forma. Nas sessões terapêuticas individuais, posso perguntar à pessoa como ela faz algo, e então observo-a fazendo tal coisa, física e muscularmente. Quero que ela experimente como se usa; por exemplo, como ouve, como se afasta dos outros, como dialoga consigo mesma. Posso pedir a uma pessoa para deitar-se e debater-se na cama para desenvolver um ritmo dentro dela. Então observo como mantém esse ritmo e os sentimentos que surgem, ou como ele influencia sua percepção e ação. Eu poderia perguntar "Como você pode ser mais ou menos agressiva?", ou "Como você cria tensão por si mesma?". Lentamente, passo a passo, a pessoa elabora uma linguagem somático-emocional e compreende que é uma sinfonia de movimentos, não apenas cognições e emoções.

As crianças aprendem que as ações têm conseqüências. As crianças aprendem que devem pensar antes de agir e, daí, concluem que a mente controla o corpo. Mas a atividade é organizada. Descobrir como os eventos se ordenam, interna e externamente, estabelece verdade pessoal. Isso é o mais significativo. No cerne dos distúrbios e conflitos do comportamento, a pessoa percebe que não organizou seu próprio modo de fazer as coisas.

O trabalho com o processo somático não está interessado em ideais ou desempenhos. Esta é uma era de fascismo psicológico, em que a verdadeira individualidade e a ordem natural estão distorcidas. Certos ideais foram incorporados: "Você deve progredir sempre", "Você deve ser sempre melhor", "Você deve ser sempre esperto". Poucas religiões poderiam sonhar com tantos "deves" do mundo moderno. Não há muitos modos de descobrir e viver uma vida rítmica, uma vida que siga seu curso natural. O método dos Cinco Passos desprograma esses "deves" e revela a dinâmica força organizada que atua em uma pessoa para criar sua forma própria.

> *Ser formativo é corporificar, usar, configurar sua experiência*

A essência do ser humano é a capacidade de romper com uma forma repetitiva de comportamento e criar outra. Configurar algo pertinente ao presente é bem diferente de ser um autômato, continuação do passado. O exercício do COMO aborda o mistério da organização e reprodução da forma.

O trabalho com o processo somático determina como as dinâmicas de excitação e de sentimento se organizam verticalmente e em camadas, como essas dinâmicas afetam a auto-imagem e a busca da satisfação, como a configuração determina a natureza do contato com os outros e como restaura, afirma e estimula a autoformação. Trabalhando com assertivas básicas e padrões de contenção, a pessoa experimenta o fundamento da vida e adquire uma referência com a qual pode ajuizar sua existência e crescimento.

ESTUDOS DE CASO

Prazer e satisfação, dor e distresse estão ligados emocionalmente a como nos usamos. Interferência no processo organizador resulta em dor. Quando começamos a desorganizar padrões de movimento e trabalho, jogos e amor, estamos desorganizando ideais. Ao desorganizar padrões que inibem a excitação ou a singularidade pulsátil, reconhecemos fadiga, confusão muscular, dores e angústias profundas até então ignoradas. Ao entrar no Passo Quatro — o retorno aos ritmos pulsáteis básicos —, começamos a associar o processo protoplasmático básico aos conceitos pessoal e social de desempenho e temos a oportunidade de organizar comportamentos que trazem prazer e satisfação.

Os seguintes estudos de caso, selecionados de minha prática particular, descrevem os problemas e angústias de alguns clientes que não conseguiram completar os Cinco Passos.

ÂNGELA
FECHADA PARA CONTATO E APROVAÇÃO

Ângela é uma mulher de trinta anos, que na infância era responsabilizada por toda crise familiar. Pediam-lhe constantemente para ser mais responsável. Sua resposta era isolar-se e distanciar-se da família, sentindo-se, no entanto, carente e dependente. Enrijecia perante qualquer exigência, fechava-se e dizia não. Este mesmo fechamento também a protegia do medo do colapso.

A parte superior do corpo de Ângela é rígida e achatada. Ela reclama da rigidez no pescoço e na cabeça, nunca se permite relaxar, ficando sempre em guarda. Estar no mundo, para ela, implica em ansiedade constante. Por um lado, ela procura aprovação dos outros, por outro é sempre crítica. Sua rigidez faz com que se sinta pequena, mas também forte.

Quando faz o exercício dos Cinco Passos, provocando contrações mais intensas nos braços, peito, pescoço, mandíbula e olhos, ela reconhece que está constantemente rígida, contraída de medo — sempre à espera de ser psicologicamente agredida ou emocionalmente maltratada. A rigidez lhe dá a aparência de ser forte e a aliena do contato com os outros. Este é o Passo Um, sua imagem somática.

Quando exploramos como se prende e se solta, ela percebe que sua autoproteção, suas contrações que a isolam, são automáticas e a tornam infeliz. Vozes rudes, olhares raivosos, ausência de resposta — tudo significa perigo e fazem-na contrair. A postura habitual "Eu preciso conhecer você" é traduzida em "Eu tenho medo de conhecer você, tocar você ou pedir alguma coisa!". Quando ela se solta, no Passo Três, experimenta vulnerabilidade sem represália. Experimenta uma redução da dor física e do isolamento emocional. Reorganizar dá-lhe mais sentimento e autoconhecimento, ainda que isso a amedronte. Quando confia em si e aceita sua forma infantil, experimenta sensações de alongamento, sentimentos de expansão e suavização interna. Ondas de excitação a percorrem. O Passo Quatro permite o Passo Cinco, experimentos com o novo comportamento que reconstroem sua auto-identidade. Ela começa a reconhecer em si algo mais que uma moça isolada, contraída.

Ângela começa a desorganizar e reorganizar os modos que usou para se fazer pequena. Agora pode afastar as pessoas sem negar sua necessidade de contato. Aprende a dar e receber de si mesma, a entregar-se aos seus sentimentos. Trabalhando com seu processo, por si mesma e comigo, muda sua visão de mundo. Ela se percebe com os outros, num processo de dar e receber, não de se enrijecer e pedir. Pode ficar contraída ou solta, sentir-se carente ou ser forte, repelir ou receber.

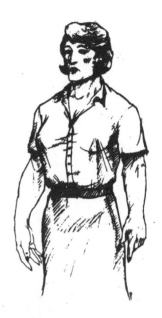

ÂNGELA
Anatomia emocional
Overbound: rígida e densa

ELLEN
UMA VIDA SEM FORMA

Ellen é um verdadeiro camaleão. Para ela, identidade é apego. Falta de forma é seu ritual. Ela se vê como alguém que evita as exigências da sociedade materialista. Sente que as coisas devem acontecer por si, sem sua interferência.

Ellen é uma mulher de trinta e cinco anos, filha de uma família de classe média alta, que sofre de incontrolável raiva contra a filha. Sua falta de forma resulta numa falta de identidade. Fisicamente, é baixa e quadrada. Eu esperava ver um corpo musculoso, entroncado, mas, ao invés, encontrei uma estrutura óssea delicada, hipotonia muscular e pouca facilidade para ação muscular rápida. Ela é como massa de modelar. Parece indiferente, *unbounded* e precisa dos outros para se definir, dar-lhe limites, oferecer-lhe resistência. Durante nosso trabalho, ela me critica por não estabelecer limites para ela.

É avessa a conflitos. Esse sentimento lhe cria confusão emocional. Explode sempre que a filha lhe faz exigências ou a enfrenta, algo que ela é incapaz de fazer. Quando não consegue afastá-la, torna-se violenta ou reprovadora. Quer que os outros lhe dêem os limites. Tem sentimentos profundos, que não reconhece, de querer ser preenchida ou que lhe deêm forma.

Ellen não tem forma, tem medo, embora anseie por isso. Desestrutura toda construção de forma explodindo ou se fundindo com o outro. Ela vive nos Passos Três e Quatro. Sua excitação global e emoções incontroláveis revelam uma mulher à mercê dos impulsos, incapaz de inibir-se para criar limites.

Sua falta de forma não sustenta a excitação, nem lhe dá um senso de plenitude ou satisfação. Ela associa ser querida a ser usada. Seu corpo é uma maré onde a vida é indiferenciada e primitiva, ela não tem esperança de sustentar uma forma que promoveria sua autogestão.

Eu a encorajo a praticar o exercício da sanfona repetidas vezes, de modo que possa ganhar a experiência de usar seus músculos para ter um sentido de forma e de ser continente para si mesma. É importante para ela formar seus próprios limites, de modo a domar os excessos energéticos de seu *self* infantil.

A minha tarefa com Ellen é, usando os Passos Um e Dois, expor o que está informe nela e a força profunda de seus impulsos organizadores, para criar limites ou restringir os acontecimentos da vida diária. Sua experiência de desenvolver padrões de ritmo sustentáveis, lhe dá um sentido de valor próprio e autogestão.

Criar forma não é fácil. Exige confiança e disposição para a luta, especialmente se a pessoa foi superprotegida. Resistência e obstáculos geram forma e chegam cedo na vida. Formar o informe é diferente de dar forma nova ao já vivido.

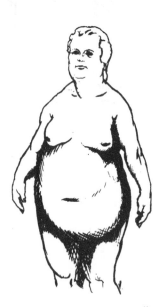

ELLEN
Anatomia emocional
Underbound: inflada

LARRY
DESTITUÍDO DE PODER

Larry se mantém continuamente ocupado para evitar ser percebido. Sua especialidade é evitar exigências. Ele se vê pequeno, insignificante, sem nenhuma utilidade. Faz o mínimo possível: formar algo não é sequer um sonho. Larry vive no Passo Dois — realizando automaticamente apenas o que é minimamente esperado. Ele se usa cautelosamente, medroso, se autocensurando.

Larry é uma pessoa rígida, densa, que foi humilhado até se tornar pequeno. Ele é *overbound*, tem um tórax colapsado por espasmos musculares que envolvem peito, pescoço e ombros. Larry é dissimulado e silencioso, sua expressão facial é carrancuda. Os músculos de seu maxilar e bochechas são como faixas de aço. Esse padrão comprimido é sua auto-organização básica. Larry evita rejeição e procura aprovação. Cada situação da vida é uma rejeição potencial, uma oportunidade para sentir-se desprezível. Ele emite um apelo silencioso e constante por aprovação. Larry precisa de aceitação imediata. Sem isso, ele se retrai, comprimindo o peito. Comprimir é sua organização básica. Falando com ele, descobri que seu medo vem de seus primeiros anos, quando nada que pudesse fazer em casa era adequado ou satisfatório. Tornou-se medroso e tímido, formando uma personalidade de expectativas baixas ou rejeição antecipada perante qualquer iniciativa.

A ridicularização que Larry sofreu é responsável pelas poderosas constrições musculares de seu peito comprimido. Ele inibe sua própria excitação e estrutura uma baixa auto-estima. Ele se organiza para ser imperceptível. Para manter essa postura, ele precisa manter-se preso dentro de si e, depois, rapidamente, anular tudo o que queira emergir. É incapaz de se interessar pelo outro. Sexualmente, seu padrão é igual, gerando nele sentimentos de impotência e solapando sua masculinidade. Como sempre viu o mundo hostil e inaceitável, a si mesmo inadequado, estruturou, numa forma permanente, um padrão reflexo de medo e inibição. Não há qualquer possibilidade de Larry percorrer sozinho os passos da autoformação.

Larry inibe seus impulsos e, depois, liberta-os violentamente em momentos específicos. Com o exercício da sanfona, Larry aprendeu a desestruturar suas inibições. A intensificação de seus impulsos viscerais ajudou-o a gerar um espaço pessoal, com expansão do peito, vísceras e cérebro. Ultrapassando os Passos Um e Dois, pôde desfazer a imagem de derrota e a atitude muscular de compressão. Larry, então, foi capaz de desestruturar o medo, incubar entusiasmo e utilizar a excitação resultante para praticar uma nova forma.

Por meio da expansão, ele pôde suavizar suas inibições esqueléticas e musculares. Eu o ajudei com exercícios que proporcionaram senso de ritmo. Ele pôde experimentar ondas de pulsação, desenvolver uma dimensão interna e descobrir que a pressão de dentro se afirma fora, em vez de contra ele mesmo. Os Passos Três e Quatro criaram expansão e um fluxo interno, e a prática do Passo Cinco lhe deu a

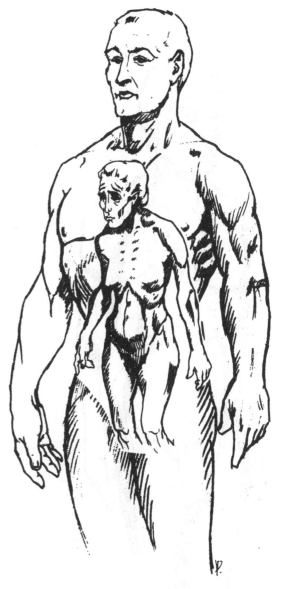

LARRY
Anatomia Emocional
Exterior — rígido
Interior — colapsado

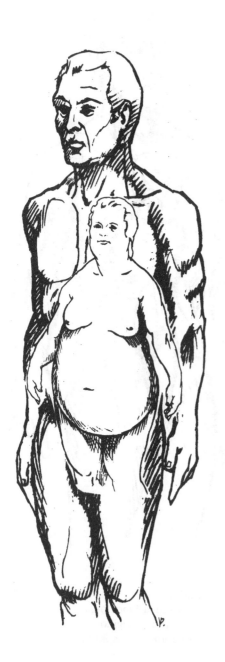

MARY
Anatomia Emocional
Exterior — denso
Interior — inflado

oportunidade de se usar assertivamente, sem perder o próprio espaço e ritmo. Desfazendo-se dessa rigidez, Larry descobre um mundo de pulsações que dão força à sua excitação. Isso o ajudou a desenvolver um novo senso de *self* e conexão com os outros. Seu senso de virilidade e auto-afirmação cresceram.

MARY
CRIANÇA PRECOCEMENTE ADULTA

Mary se imagina a esposa perfeita. Ela parece sexy, sofisticada, alegre, provocante e divertida. Sabe como atrair a atenção dos homens e como fazer seu marido achá-la muito atraente. Para perpetuar sua imagem somática, ela faz de sua vida um *show*, atuando de acordo com imagens do que acha adequado e não do que ela realmente sente.

Enquanto, externamente, desempenha a Mulher Perfeita, por dentro, é tímida, retraída, insatisfeita. Mary, a rainha do sexo, é, na verdade, uma criança passiva e confusa, reproduzindo imagens de feminilidade socialmente veiculadas. Ouvindo os palpites dos outros, ela desempenha todos os rituais de comportamento recomendados.

Seu padrão de retenção lhe dá uma aparência rígida, desafiadora e muscularmente bem definida. Seu peito é levantado e projetado para fora, seus braços são mantidos numa postura graciosa, "durinhos" ao lado do corpo. Sua pelve não tem sentimentos espontâneos, só sensações minguadas. Sua excitação depende de fantasias intensas e inesgotáveis. Sua movimentação sexual é mecânica e atenta ao desempenho.

Ela suspira por ir além da ansiedade com que vive seus papéis, mas receia a rejeição do marido. Ela se sente ludibriada e ressentida. Apesar de seu uso de símbolos de sexualidade, ela não é uma pessoa sensível, sexual, mas uma escrava de modelos e estereótipos.

Mary vive nos Passos Um e Dois, imagem e desempenho. Sua excitação é um circuito fechado entre fantasia e desempenho sexual. Visto que não há fluxos de excitação para gerar sentimento, ela não tem uma forma emocional interna, e sofre terríveis sentimentos de inadequação. Ela se protege desses sentimentos negativos por meio de rigidez muscular e desempenho social redobrado.

O trabalho com Mary exige o uso da metodologia do COMO em várias áreas de sua vida. Como ela se torna uma criança contraindo a pelve? Como se torna maior do que é levantando o peito? Como ela imagina esses papéis; como os desempenha e os desfaz? Como se ancora, primeiro no desempenho e nos modelos e, a seguir, no seu próprio processo interno? Como se faz maior, ao viver em suas fantasias?

Para que Mary possa criar uma nova forma, é essencial acabar com seu papel de "desempenhadora". Quando desestrutura seu lado "desempenhador", ela permite que suas próprias imagens emerjam. Cria auto-estima desfazendo a grande discrepância entre sua vida pública, como objeto sexual, e sua vida privada, como criança. Quando ela desestrutura o peito levantado e a pelve rígida, encontra seu verdadeiro lugar.

Com os Passos Três e Quatro, Mary começa a inibir a "desempenhadora" e a se conectar com sua vida visceral. Quando se instala no Passo Quatro, os *insights* se vinculam a novos sentimentos e sensações orgânicas. Mantendo-se dentro de si, ela usa os Passos Dois e Cinco para afirmar sua maneira própria de ser mulher.

7 a jornada formativa

NÃO HÁ experiência sem corporificação. Não há corporificação sem experiência, existência sem um corpo. Existo porque sou corporificado.

Anatomia humana e comportamento têm ordem e organização. Observamos isso na embriologia, do comando para duplicar aos diferentes estágios que criam um ser humano. Observamos isso nos vários corpos compreendidos em uma história pessoal, configurações especializadas avançando da juventude para a velhice. Essa progressão é uma jornada marcada por ordem e organização.

A configuração pessoal e sociológica seguem um padrão similar de organização. Esse padrão é inato, é tradição herdada. Vivemos esse padrão de modo inconsciente, como parte da natureza e da sociedade. Ele é nosso destino. Há uma ordem e uma organização a partir das quais criar vida pessoal. Chamo isto "formatividade".

Ser verdadeiro consigo mesmo significa identificar-se com esse processo contínuo de "formatividade". Chamamos isso de individuação, auto-atualização, realização do seu potencial ou ser você mesmo. Se você não se comprometer com seu próprio processo, vai ter que se submeter à concepção de alguém sobre quem você deveria ser e como fazer isso.

Cada organismo tem seu modo único de se organizar. Uma pessoa se desenvolve em um diálogo contínuo entre o impulso para se individuar e as exigências da natureza e da sociedade. Nessa interação, é criada uma forma que reflete a verdade das camadas pré-pessoal, pessoal e pós-pessoal. O objetivo da terapia então será como nos formamos, como organizamos e desorganizamos experiência. Isso é diferente de *insight*, individuação, excitação aumentada ou integração de experiências dissociadas. A terapia reinstitui o processo formativo como linha mestra da experiência, por cujo intermédio nos formamos e formamos uma vida.

> *A jornada formativa é conhecer nossas profundezas secretas mediante um processo que nos transforma de animais em humanos.*

98 *corporificando a experiência*

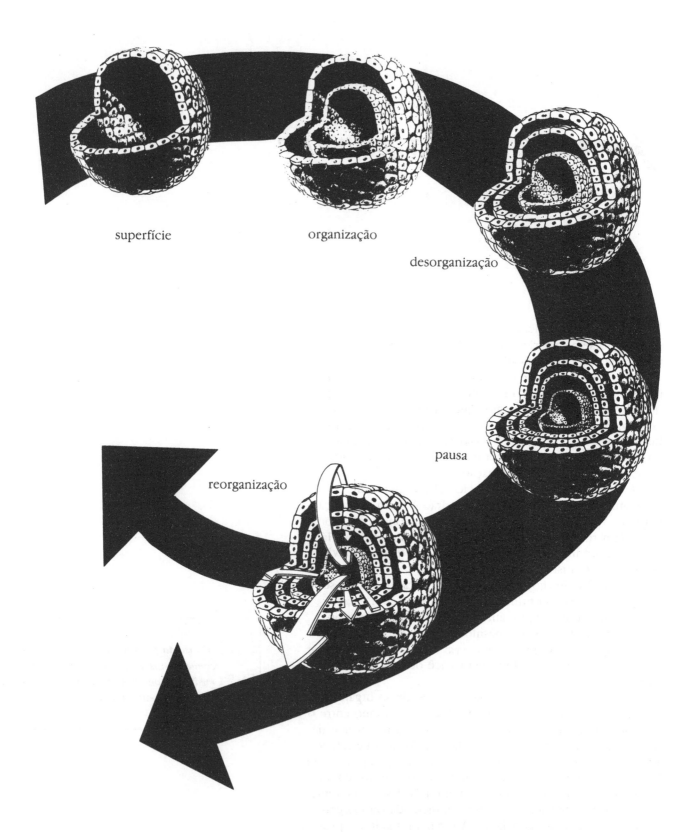

"FORMATIVIDADE" E OS CINCO PASSOS
Para longe da superfície, na direção do *self*
Para a superfície, para longe do *self*

A jornada tem um começo e um fim. É uma cadeia de eventos vivos, organizados de tal modo que formam um *continuum*, uma vida em andamento, uma configuração viva. A concretização de cada uma de nossas experiências, ao longo desse *continuum*, é o *self* somático. Esse somatizar é uma experiência universal e pessoal. É o modo do corpo se tornar outro corpo. Nesse processo são gerados excitação, sentimentos de desafio, medo de não conseguir, assim como sentimentos de rejeição e afirmação dos primórdios de nossa vida familiar. Esse é um padrão como o embriológico, o padrão formativo de ordem e organização operando.

Nos concebemos como possuidores de uma forma ou configuração somática. Mas, de fato, somos uma série de formas, uma perpétua organização, no bebê, na criança, no adolescente, no adulto. Essa é a história de toda mudança. Não somos o mesmo *self* corporal que éramos há cinco, dez, vinte anos atrás. Sofremos quando resistimos ao processo da transformação celular e psicológica. A doença está associada à resistência ou ignorância sobre como formar e reformar. Quando insistimos em ser sempre os mesmos, nos deformamos. Quando forçamos, exageramos e inflamos nossa capacidade, nos deformamos. Muita miséria humana resulta de não participar da jornada de des-formar e re-formar.

O aspecto mais importante da jornada formativa é a capacidade de corporificar experiência. Quando a experiência é passivamente corporificada, o grande inconsciente controla a forma, mas uma forma pessoal se desenvolve quando a experiência é usada e digerida. Corporificada a experiência, a forma se diferencia em camadas, formando um espaço interior ou exterior, organizando um espaço psicoemocional.

Essa jornada, em geral, está associada à solidão e separação. Mas individualidade significa apenas separação, diferenciação, alienação? Nossa experiência emocional confirma isso, embora nosso comportamento busque conexão, contato, comunhão, relacionamento. Conhecemo-nos pelo aguilhão do desejo que busca conexão, contato e configuração. Nosso movimento através de nossa jornada pessoal de vida, quer nos demos conta ou não, comunica experiência à multidão que nos cerca. Corporificar nossa experiência vivida é participar e contribuir para a luta da comunidade mais ampla buscando sua forma.

Uma análise de nosso ambiente educacional revela que vivemos todos num estado hiperestimulado. O diálogo entre o cérebro e o resto do corpo é um padrão recíproco e oscilante no qual vivemos e está equiparado ao aumento de excitação. Esse é o estado geral de nossa consciência, que equiparamos com sabedoria, conhecimento e consciência. Mas o que acontecerá se você romper essa cadeia, desorganizar a localização da excitação e induzir um estado generalizado, em vez de um estado específico? Esta é a função dos Cinco Passos.

> *Os Cinco Passos ajudam você a conhecer e sentir como seu estado atual está organizado, como excitação e emoção se tornam pessoais e fazem surgir a necessidade de configurar você mesmo à medida que sua experiência se aprofunda.*

100 *corporificando a experiência*

TRANSFORMAÇÃO COMO PROCESSO CONTÍNUO

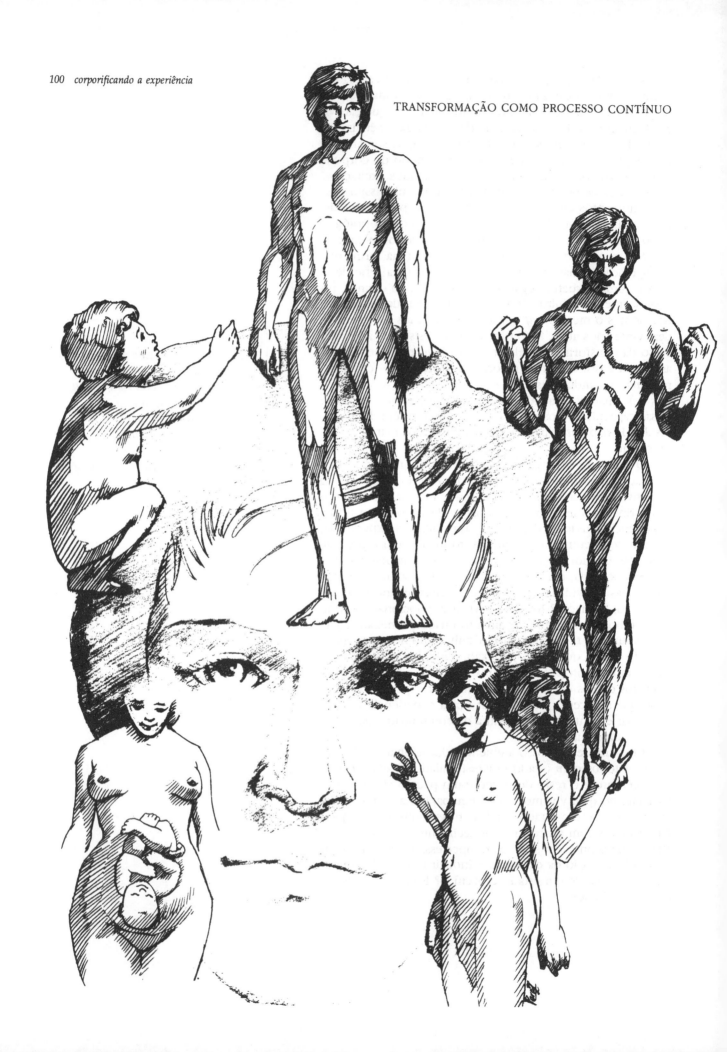

Os exercícios somático-emocionais apresentados neste livro demonstram como o foco da excitação pode ser mudado. Os Cinco Passos tanto revelam quanto criam estados. Eles não levam você a mais excitação ou sentimento, ou qualquer outra coisa, mas interferem na organização entre você e seu mecanismo básico. Eles simplesmente revelam o que já está aí. O desafio é: O que você fará com essa informação?

O organismo é mais plástico do que imaginamos. Não é totalmente engessado. Nova organização pode ocorrer. A natureza previu um modo de fazer correções. Isso é biologia humana. Isso é processo somático pessoal e é isso que os Cinco Passos e os exercícios somático-emocionais revelam. Os Passos perguntam: Como você vai usar suas funções para organizar ou desorganizar uma atitude particular para com você mesmo ou com o outro? Ou vai perpetuar uma atitude passada? Ao organizar e desorganizar, você tem a possibilidade de criar outro tipo de relação, com você ou com o outro.

> *Os Cinco Passos organizam contato e separação, receber e dar, intimidade e distância, e ajuda você a ser autor de sua vida.*

Os passos do processo formativo são mais que um instrumento de auto-ajuda ou técnica psicossomática para auto-aperfeiçoamento. São uma referência para a vida, restauram um sentido de verdade organísmico-emocional, graça e beleza. Os Cinco Passos são um meio para corporificar ou formar experiência num *design* vivo, que enuncia nossa verdade, estimula nossa vida celular e uma intimidade crescente com nosso modo de viver.

Muitas vezes, aquilo que está formado em nós está em conflito com o que é informe, ou com o que deve ser reformado. Manter organizações que herdamos ou criamos pode chocar-se com formas em desorganização, que não mais nos servem, e com formas em organização, que não existiam antes.

Construímos um *self* organizando eventos fora das experiências pré e pós-pessoais. Recebemos um corpo da natureza e somos desafiados a vivê-lo. Somos iniciados numa configuração social e recebemos um mandato para vivê-la. Mas o *self* formado ou pessoal não é dado, ele precisa ser encorajado à forma.

A intensificação e des-intensificação dos Passos Dois e Três mostram como uma camada pessoal interna é organizada. A formação do *self* pode ser vista no crescimento de uma criança. Uma criança progride de um potencial informe para um adulto formado. Ela corporifica suas experiências num "eu" e faz dele uma posse pessoal. Ao organizar um *self*, ela adquire uma identidade, uma imagem somática que tem um nome.

Cada um de nós pode achar um ou outro passo mais atraente e negligenciar os outros. Há pessoas atraídas pelo Passo Dois — ação, organização, estrutura. A imagem do herói, desafio, perigo — todos são símbolos desse estado. Outros fogem da ação ou organização, porque isso os assusta. Outros se identificam com o Passo Três, símbolos de separação, destruição, fragmentação. Mas o estado de desorganização, em outros, pode provocar medo, ansiedade, que alguns tentam evitar. Alguns procuram o Passo Quatro —

passividade, receptividade, abandono, caos. Outros preferem formalidade e estrutura. Enfim, há aqueles atraídos pelo Passo Cinco, buscando o messias, procurando motivos para mudar as coisas, enquanto outros preferem as coisas como elas são.

Este livro trata da vida como processo formativo. Formamos, inicialmente, pelos comandos da natureza; depois, da sociedade; depois, por uma batalha pessoal para formar volitivamente nossa experiência. As imagens e os exercícios de auto-reflexão deste livro ilustram isso. Mostram o curso da vida, a forma do destino e um modo de trabalhar com os Cinco Passos para captar como funcionamos e criamos ordem e forma.

Nós temos um *self* dado e um formado, *self* vivido; nós intensificamos e des-intensificamos todas nossas funções, orgânica, emocional e mental. Estamos sempre cotejando nossas experiências e organizando-as numa história com elementos instintivos. Há temas míticos, como a vida orgânica do organismo-mundo; temas sociais, como atos considerados missão social e drama pessoal da jornada do herói, transformando-nos através dos diferentes estágios de nossa vida.

O impulso para criar uma forma pessoal é tão vital quanto o impulso reprodutor. O impulso reprodutor é um imperativo para corporificar experiência genética em formas que são perpetuadas. Mas também internamente procuramos perpetuar nossa identidade, individualidade e humanidade.

O processo formativo é aquele que desdobra e é vivido volitivamente do melhor modo possível. O apogeu do drama humano pessoal é viver esse processo formativo, atuar nele, formá-lo, ser vivido por ele. Felizmente, o processo formativo é trazido para nossa vida pessoal. Os Cinco Passos são modos de identificar onde e como podemos trabalhar conosco para cooperar com nosso processo natural e forma social. Podemos, então, apreciar o que significa formar um *self*, pré-pessoalmente, socialmente, pessoalmente.

Todos nós procuramos conexão com sentimentos profundos que dão à vida significado e valor. O processo somático revela o transcendente, uma existência celular organiza anatomia em verdade emocional, verdade vivida. Vamos da paixão e do desejo à união e à devoção, de uma ordem instintiva a uma ordem social, de uma ordem pessoal à divina. Nós, como seres vivos, manifestamos os mistérios do ser humano. Geramos experiências e as organizamos em configurações temporais, a geometria pela qual o humano, o pessoal, o universal são revelados.

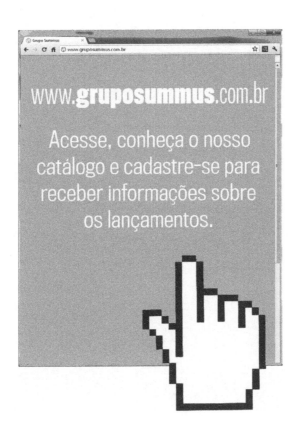